THOMAS RÖMER

LEBEN MIT DUCHENNE

Literareon

Fragen zur Produktsicherheit werden hier
beantwortet: Literareon im utzverlag,
Nymphenburger Straße 91, 80636 München,
info@utzverlag.de

FSC
www.fsc.org
MIX
Papier aus verantwortungsvollen Quellen
FSC® C083411

Bibliografische Information der Deutschen Nationalbibliothek:
Die Deutsche Nationalbibliothek verzeichnet diese Publikation in der Deutschen Nationalbibliografie.
Detaillierte bibliografische Daten sind im Internet über http://dnb.d-nb.de abrufbar.

Titelabbildung: Thomas Römer

Printed in EU
Literareon im utzverlag
Tel. 089 – 30 77 96 93 | www.literareon.de

ISBN 978-3-8316-2347-1

INHALTSVERZEICHNIS

Vorwort 7
Alte Heimat 8
Neuanfang 13
Diagnose 17
Sehnenverlängerung 21
Erste Urlaubsreise 28
Brüderchen 32
Kellerbrand 36
Erstes Mal Freizeitpark 39
Disneyland 43
Kur Kreischa 69
Oberschenkelbruch 75
Berufsvorbereitendes Jahr 78
Blockumbau 82
Icp München 88
Praktikum Osram 107
Praktikum, Physio & Lebenshilfewerk 114
Urlaub Budapest 120
Autopanne 124
Kurbad Sooden-Allendorf 127
Urlaub Roma 134
Sommerurlaub Berlin 141
Pandemie 152
Danksagung 156
Schlusswort 157

VORWORT

Als neugeborenes Kind hatte ich keinerlei gesundheitliche Probleme. Ich bin körperlich normal und gesund geboren worden – wie jedes Kind, das zur Welt kommt. Ich bin gemeinsam mit meiner Schwester aufgewachsen, die ein Jahr älter ist als ich. Geboren wurde ich in Petersberg bei Braşov in Rumänien. Meine damals einjährige Schwester war mit meiner Mutter zu Hause, als ich geboren wurde, weil meine Mutter es nicht rechtzeitig geschafft hat, mit dem Krankenwagen zur Entbindungsstation zu kommen. Der Krankenwagen schaffte es nicht rechtzeitig von der Stadt bis ins Dorf. Bis sie da waren, bin ich schon geboren worden. Als meine Schwester mich neugeboren sah, sagte sie zu meiner Mutter: „Ein Baby", und schlief ein, so als hätte sie mich geboren und nicht meine Mutter. Bei der Generkrankung, von der ich betroffen bin, schwinden die Muskeln, da sie an Kraft verlieren. Als im Jahr 1996 einer Erzieherin auffiel, dass ich mich nicht wie die anderen Kinder bewegen konnte, bin ich mit meiner Mutter zur Kinderärztin, die uns ins SPZ nach Erfurt überwies. Erst durch eine Muskelbiopsie im Labor konnten die Ärzte die Diagnose stellen, dass ich an der Duchenne Muskeldystrophie (DMD) leide.

ALTE HEIMAT

Meine Vorfahren, die Siebenbürger Sachsen, stammten ursprünglich aus Flandern, das im heutigen Belgien liegt. Um das Jahr 1200 sind sie nach Siebenbürgen ausgewandert. Der ungarische König Géza der II. hatte den Flamen Land und Grund versprochen, damit sie dieses bewirtschaften konnten. Mein Urgroßvater hatte 1828 das Haus in der Meschendörfer Straße erbaut, es bestand aus einem großen Grundstück mit Tieren und angebauten Nutzpflanzen. Meine Vorfahren waren Kleinbauern, die Felder bewirtschafteten. Als die Kollektive die Bauern enteigneten, gehörte der Grund und Boden nicht mehr den Privatbesitzern, sondern dem sozialistischen Staat. Ich bin am Mittwoch, den 25. Juli 1990, früh in Petersberg bei Kronstadt (Braşov) in Rumänien zu Hause geboren und nicht wie gewöhnlich im Krankenhaus. Meine Oma blieb mit meiner Mutter zu Hause, bis der Krankenwagen aus der Stadt kam. Als ich ein Kleinkind war, wusste man noch nichts von der Muskelerkrankung, das war damals noch nicht ausreichend erforscht.

Als zweijähriges Kind war ich schon fleißig. An einem Morgen bin ich leise und unauffällig aus meinem Kinderbettchen bis zum Kanonenofen gekrabbelt. Diesen Ofen hat man mit Holz geheizt. Ich zog die gesamte Asche aus dem Ofen heraus und verteilte sie auf dem Fußboden. Als meine Eltern aufstanden und mich im vollgeschmierten Schlafanzug, das Gesicht voll mit Asche, sahen, war meine Mutter nicht sehr erfreut darüber, dass die Asche überall verteilt war. Sie musste mich und den Fußboden saubermachen, im

Winter, bei klirrender Kälte. Von dem Holz, das mein Vater im Frühjahr mit der Axt gespalten hatte, war es schön mollig warm. Mir hat es sehr gut gefallen, wenn das Holz im Ofen knackte und Wärme spendete. An einem Sommertag im Juni sind meine Eltern, meine Schwester und ich ins Freibad nach Kronstadt gefahren. Es war schönes Wetter, gefühlte 40 Grad in der Sonne. Wir hatten viel Spaß im Freibad. Meine Schwester wollte unbedingt zum Spielplatz zu einem Klettergerüst. Sie ist auf das Gerüst geklettert und ich wollte natürlich unbedingt ebenfalls hinauf. Wie das immer mit kleinen Geschwistern ist, wollen sie ja alles nachmachen, was die großen Geschwister tun. Also bin ich auch auf das Gerüst geklettert. Lange ging es gut, doch plötzlich bin ich von dem Klettergerüst gestürzt und brach mir dadurch den linken Oberschenkelknochen. Wegen des Muskelschwundes konnte ich mich nicht rechtzeitig abfangen. Ab da hätte meinen Eltern klar sein müssen, dass irgendetwas mit meiner Gesundheit nicht stimmte. Mein Vater hat sofort den Krankenwagen angerufen – nicht wie heutzutage mit dem Smartphone, sondern mit dem Münztelefon. Nach wenigen Minuten war der Krankenwagen auch schon da und ich wurde ins Kinderklinikum Kronstadt gefahren. Natürlich durfte meine Mutter mich im Krankenwagen bis ins Krankenhaus begleiten. Als ich im Kinderkrankenhaus ankam, wurde ich direkt in die Notaufnahme gebracht. Dort untersuchten mich der Arzt und die Krankenschwester und mein Bein wurde geröntgt. Durch das Röntgen wurde sichtbar, dass der linke Oberschenkel schräg gebrochen war. Danach haben sie sofort meinen Oberschenkel eingegipst und ich musste vier Tage lang mit meiner Mutter im Krankenhaus bleiben. Danach wurde ich aus dem Kinderklinikum entlassen. Ich und meine Mutter wurden nicht mit dem Taxi heimgefahren. Nein, das konnte man vergessen, sie musste mich 500 Meter bis zur Bushaltestelle auf den Armen tragen. Ein Glück war mein Vater auch da, um zu helfen. Wir mussten zehn Minuten auf den Bus warten, bis er kam.

Von Bartolomeu bis zum Rulmentul sind wir neun Stationen gefahren. Dort sind wir umgestiegen und nahmen den Bus bis nach Petersberg. Meine Eltern sind mit mir und dem Gepäck von der Bushaltestelle neben der evangelischen Dorfkirche zwei Minuten bis nach Hause gelaufen. Meine Oma und meine Schwester haben sehnsüchtig auf uns gewartet, bis wir zu Hause waren. Drei Wochen musste ich mit eingegipstem Bein zu Hause bleiben. Da ich jedoch nicht nur im Bett liegen wollte, wurde ich im Kinderwagen spazieren gefahren, das war für mich als dreijähriges Kind in der Sommerhitze mit zugegipstem Oberschenkel nervig. Mein Bein juckte fürchterlich und ich konnte mich nicht einmal kratzen. Doch das Schlimmste war für mich, dass ich mit dem eingegipsten Bein nicht mit den anderen Kindern toben und spielen konnte. Nach drei Wochen sind wir wieder ins Kinderklinikum zur Nachuntersuchung gegangen. Mein Bein wurde geröntgt und der Arzt sagte uns, dass es operiert werden müsste. Sie fuhren mich mit der Trage in den OP. Die Ärzte haben zuerst meinen Oberschenkel mit dem Skalpell aufgeschnitten, um an den gebrochenen Knochen zu gelangen, als Zweites haben sie mir vertikal mit dem Knochenbohrer in den Oberschenkel bis zum Bruch gebohrt, als Drittes haben sie mir einen Knochennagel mit dem Knochenhammer in den Oberschenkel bis zum Bruch gehämmert, als Letztes haben sie meinen Oberschenkel zugenäht und wieder eingegipst.

Nach der einstündigen Operation haben sie mich ins Krankenzimmer geschoben, wo ich aus der Narkose aufgewacht bin. Drei Tage später haben die Ärzte mich und meine Mutter entlassen, mein Vater hat uns vom Krankenhaus abgeholt. Wir fuhren mit dem Bus nach Hause. Das war mein erster Krankenhausaufenthalt, an dem ich meinen dritten Geburtstag feierte. Sechs Wochen lang musste ich eingegipst im Bett und Kinderwagen liegen. Wir hatten nicht so einen superneuen und leichten Wagen wie heutzutage, sondern einen schweren alten Kinderwagen, so aus Omas Zeiten. Nach sechs Wochen sind wir mit dem Bus zum Kinderklinikum nach Kronstadt gefahren, wo mich der Arzt geröntgt hat. Das Röntgenbild zeigte, dass mein Oberschenkel geheilt war. Endlich wurde mein Gips vom Oberschenkel entfernt. Dann konnten wir das Krankenhaus wieder verlassen und nach Hause fahren. Nach zwei Wochen konnte ich wieder laufen – dank der Unterstützung meiner tollen Familie. Ein Jahr später haben mir die Ärzte den Nagel aus meinem Oberschenkelknochen rausgeholt und mein Bein zugenäht. Erst nach einer Woche, als meine Narben verheilt und die Fäden gezogen waren, konnten wir das Krankenhaus verlassen. Zum Glück musste meine Mutter mich nicht in den Armen tragen, weil ich wieder laufen konnte. Endlich war der Spuk mit dem Krankenhausaufenthalt vorbei.

Als mein Opa meine Schwester und mich vom Kindergarten abholte, ging er mit uns einmal in der Woche zum kleinen Dorfkiosk. Dort kaufte er uns ein Kinder-Überraschungsei, wir mussten uns immer ein Ü-Ei teilen. Das mit dem Teilen ist nicht so, dass man brüderlich teilt und schwesterlich bescheißt, nein, wir haben auch wie Brüder geteilt.

In den Überraschungseiern hatten wir Zwergfiguren oder andere Überraschungen. Am Wochenende haben wir oft mit meinem Opa etwas unternommen. Ich kann mich noch erinnern, wie er mich auf ein Schwein und meine Schwester auf ein Schaf setzte, um uns darauf reiten zu lassen, sozusagen ein Nutztier-Rodeo. Das hat uns einen Riesenspaß gemacht. Beim Spielen war es uns egal, ob wir hinfielen oder uns dreckig machten, aber meine Mutter musste uns oft saubermachen und die Kleidung waschen. Sie wusch die Kleidung nicht so bequem in der Waschmaschine wie heutzutage, sondern in einer Schüssel Wasser mit Seife. Wenn man die Flecken nicht rausbekam, musste man die Kleidung auf dem Waschbrett schrubben, bis sie sauber war.

Wir hatten schönes Sommerwetter, es war Mitte August. Mein Opa fuhr meine Schwester und mich im grünen Handwagen auf den Petersberg, um ein Schäfchen beim Schäfer zu kaufen. Mein Opa legte das kleine Schäfchen zu uns in den Handwagen und fuhr uns nach Hause. Meine Schwester und ich sind so um die Mittagszeit im grünen Handwagen herumgeklettert, und als meine Schwester aus dem Wagen sprang, kippte er um. Plötzlich lag ich unter dem Handwagen und, knacks, brach mir mein linkes Schlüsselbein. Meine Mutter hat es erst bemerkt, als sie mir am nächsten Morgen mein Shirt anzog. Da bemerkte sie, dass mir mein linker Arm beim Anheben und als sie diesen durch den Ärmel zog, wehtat. Sie ging mit mir zum Dorfkinderarzt. Dort untersuchte der Kinderarzt meinen linken Arm und sagte zu meiner Mutter, dass es nicht so tragisch sei, der Arm war leicht angebrochen, ich müsste ihn nur schonen, bis er verheilt war. Ein Glück, dass ich diese Zeit nicht im Krankenhaus verbringen musste.

NEUANFANG

Als ich vier Jahre alt war, sind wir von Rumänien mit nur 50 Mark in der Tasche und vier großen Reisetaschen nach Deutschland ausgewandert. Das Geld, das wir mit uns nahmen, hatten wir von dem Verkauf der alten antiken Pfaff-Nähmaschine.

Zu unserer Auswanderung kam es, da wir als Spätaussiedler die Möglichkeit hatten, die deutsche Staatsangehörigkeit zu erhalten. Da unsere Vorfahren, die Siebenbürger Sachsen, aus dem germanischen Sprachraum bei Flandern kamen, sind sie eine deutschstämmige Minderheit in Rumänien.

Mit einem Doppelstockreisebus sind wir nach Deutschland gefahren. Meine Schwester und ich saßen oben ganz vorne am Fenster, dort hatten wir eine geniale Aussicht. Dieser Weg war sehr lang. Wir fuhren bis nach Rastatt, wo wir zunächst bei unseren Verwandten unterkamen. Wir blieben nicht so lange und fuhren von Rastatt aus mit dem Zug bis nach Eisenberg. Da mussten wir zwei Wochen im Erstaufnahmeheim verweilen, bis uns ein Wohnheim in Gehren angeboten wurde. Nach Gehren sind wir mit dem Bus gefahren. In diesem Wohnheim kamen Auswanderer aus Osteuropa unter, überwiegend russischsprechende.

In den ersten Monaten, als ich nach Gehren kam, war es schwer für mich, Freunde zu finden, denn viele Kinder konnten wenig Deutsch sprechen. Damit ich mich mit ihnen verständigen konnte, wollte ich Russisch lernen. Ich brauchte kein halbes Schwein, um Russisch zu lernen, Russisch habe ich von älteren Männern gelernt, die ihre Spielabende mit

Domino und Schach im Aufenthaltsraum verbrachten. Es ist immer schwierig, wenn man auswandert, weil es einen Neuanfang bedeutet. Meiner Meinung nach ist es gut, mehrere Sprachen zu beherrschen, damit eine Verständigung funktioniert. Ich hatte mich mit einem Mädchen angefreundet, ihr Name war Christina, sie war ein Jahr jünger als ich. Wir haben uns von Anfang an sehr gut verstanden, als ob wir uns schon immer gekannt hätten, so unzertrennlich waren wir. Wir haben alles zusammen unternommen, was Kinder eben so machen, wie Verstecken, Fangen spielen und vieles mehr.

Ein Jahr später, das war so im Mai, habe ich einen Freund kennengelernt. Er hieß Igor und kam aus Kasachstan. Sein Vater und seine Großeltern waren Wolgadeutsche, die auch nach Deutschland ausgewandert sind. Igor und ich waren die besten Freunde und machten viel Blödsinn zusammen. Ich kann mich noch gut daran erinnern, dass wir im Wohnheim in einem stillgelegten und mattgrünen Wartburg 353 gespielt haben. Wir taten so, als ob wir das Auto fuhren. In Gehren ging ich auch in den Kindergarten mit meiner Schwester und meinen Freunden. In diesen Kindergarten gingen Einheimische und Aussiedler-Kinder. Zuerst war ich in einer Gruppe mit Igor. Ein Glück, dass wir als Kinder den Ausländerhass nicht gespürt haben. Uns war es egal, woher die anderen Kinder kamen, für uns war es wichtig, dass wir miteinander spielten und viel Spaß hatten. Von Anfeindungen bekamen wir wenig mit, nur dass eben nicht alle Kinder mit uns spielen wollten. Aber ich hatte ja meine Freunde aus dem Wohnheim und ein paar aus dem Kindergarten. Für manche waren wir stinkende Ausländer, das war aber sowas von gestern. Menschen haben Angst vor dem Fremden und Ungewissen, man muss ihnen die Angst einfach nehmen.

Als Kind war es mein Wunschtraum, wenn ich einmal groß bin, Polizist zu werden. Andere Kinder wollten Astronaut oder Feuerwehrmann werden und ich wollte Polizist werden. Auf diesen Gedanken bin ich gekommen, weil mein Opa bei der Dorf-Security in Petersberg arbeitete. Er hat mich oft zur Polizei mitgenommen, wenn er dort eine Einladung zu Kaffee und Kuchen bekam. Ab da an wollte ich Polizist werden.

Eines Abends ging ich mit meinem Vater zum Aufenthaltsraum. Weil ich nicht auf meinem Hintern sitzen konnte, kippelte ich im Stehen, fiel plötzlich mit einem lauten Knall vom Stuhl und machte eine Begegnung mit einem Fensterrahmen aus Eisen. Als meine Mutter mich mit blutendem Kopf sah, drückte sie mir ein Tuch darauf, um die Blutung zu stoppen.

Ein Heimbewohner fuhr uns nach Ilmenau in die Notaufnahme. Die Ärztin hat mir die Platzwunde zugeklammert und verbunden, ein Glück, dass mein Kopf noch dran war. Der Heimbewohner hat uns wieder zurück ins Wohnheim nach Gehren gefahren. Ich musste mit verbundenem Kopf schlafen und durfte nur auf der linken Seite liegen. Am nächsten Tag kam meine Freundin Christina um die Mittagszeit zu uns, um mit uns zu spielen. Sie hat sich gewundert, wieso ich so einen schönen Kopfschmuck trug, natürlich der Verband an meinem Kopf. Sie fragte mich, wieso ich diesen tragen würde, und ich berichtete ihr, was passiert war.

Meinen fünften Geburtstag feierte ich zum ersten Mal in Deutschland. An diesem Tag bekam ich eine Torte mit fünf Kerzen, diese habe ich auf einmal ausgepustet. Meine Freunde waren alle da, wir spielten Topfschlagen und Blinde Kuh. Das war die letzte Geburtstagsfeier im Wohnheim, die ich gefeiert habe. Anderthalb Jahre später sind wir nach Ilmenau gezogen, das war der erste große Umzug in eine Wohnung. Im November 1996 sind wir vom Wohnheim Gehren mit dem Zug bis nach Ilmenau gefahren. Damals konnte man noch mit der Bahn die Strecke von Großbreitenbach bis Ilmenau fahren, im darauffolgenden Jahr hat die Bahn den Zugverkehr eingestellt. Als ich mit meiner Familie in die halbmöblierte Plattenbau-Vierraumwohnung mit nostalgischem Linoleumboden einzog, hatten wir unsere restlichen Habseligkeiten in vielen Tüten. Einige Zimmer wie Küche und Bad waren schon mit der Einrichtung aus der damaligen Deutschen Demokratischen Republik (DDR) ausgestattet. Im Flur war ein selbstgebauter Schrank und die Vitrine bei der Durchreiche in der Küche wurde nach oben versetzt. Ein Glück hatte der Herr Thomas, der von Beruf Schreiner war, das für uns gebaut. Die Familie Thomas hatte vor uns in dieser Wohnung gewohnt, sie zogen fort, weil sie Arbeit im Westen fanden. Die Möbel für die Kinderzimmer, das Schlafzimmer und das Wohnzimmer haben wir für wenig Geld in der Möbelkammer Ilmenau gekauft, weil wir das viele Begrüßungsgeld erhalten haben, womit man sich eine dicke Villa mit einer Blondine und einen silberfarbenen Mercedes-Benz Silberpfeil leisten konnte, aber nur im Traum. Natürlich bekam ein Gastarbeiter nur die 100 Deutsche Mark Begrüßungsgeld als Auszahlung.

DIAGNOSE

Einer Erzieherin im Kindergarten ist aufgefallen, dass ich oft hinfiel. Sie berichtete meiner Mutter von ihrer Beobachtung und meinte, dass es nicht üblich sei, dass Kinder in diesem Alter so oft und plötzlich hinfallen würden. Am nächsten Tag sind wir zur Kinderärztin Frau Dr. Glögner gegangen. Nach der Untersuchung äußerte sie die Vermutung, dass es sich um eine Muskelerkrankung bei mir handeln könnte, und schickte uns ins SPZ nach Erfurt. Dort wurde eine Muskelbiopsie gemacht. Meine Mutter und ich waren vier Tage lang im Helios Kinderklinikum, erst danach wurde im Krankenhaus festgestellt, dass ich die Duchenne Muskeldystrophie (DMD) habe. Das war ein Riesenschock für meine Mutter, als die Diagnose Muskelschwund bekanntgegeben wurde. Das einzig Gute war, dass wir wieder nach Hause fahren durften. Wir fuhren mit dem Zug nach Hause, ich habe mich darauf gefreut, dass ich wieder mit meinen Freunden spielen konnte.

Wir gingen zweimal im Jahr zur Untersuchung ins SPZ bei Frau Dr. Bohne nach Erfurt. Bevor die Kinderärztin mich untersuchte, sprach sie mit meinen Eltern und mir, wie es mit der Bewegung steht und wie es zu Hause und in der Schule läuft. Nach den vielen Fragen, die immer gestellt wurden, wog mich die Ärztin auf einer medizinischen Waage und maß meine Körpergröße mit einem Längenmessgerät. Nach dem Wiegen und Messen hörte die Ärztin mit einem Stethoskop, das kalt war auf meiner Brust, Herz und Lungen ab. Nach dem Abhören maß sie meinen Blutdruck mit einem manuellen Blutdruckmessgerät. Sie legte mir die Manschette um meinen linken Arm und zog sie fest. Dann pumpte sie Luft in die Manschette, bis mein Arm umschlungen war. Es fühlte sich für mich so an, als hätte eine Python meinen Arm umschlungen. Mit der Hörmembran des Stethoskops am Arm hörte sie meinen Pulsschlag ab und las meinen Blutdruck auf der Messuhr des Messgeräts ab. Nachdem die Ärztin Puls und Blutdruck gemessen hatte, pumpte sie mit einem eingebauten Ablassventil die Luft aus der Manschette ab und nahm die Manschette, die wie eine Python um meinen Arm lag, ab. Die Ärztin maß die Zeit beim Sprint und Treppensteigen mit einer Stoppuhr. Nach dem Zeitmessen nahm mir eine Krankenschwester Blut ab. Sie legte einen Stauschlauch um meinen Arm, danach besprühte sie mit Desinfektionsmittel die Stelle, wo sie meine Vene fand, um mit der Kanüle in die Einstichstelle einzustechen. Sie fing mein Blut in drei Blutröhrchen auf. Als die Schwester mit der Blutabnahme fertig war, nahm sie einen Tupfer und drückte ihn auf die Einstichstelle, um die Kanüle zu entfernen. Zum Schluss klebte sie mir ein Trostpflaster mit Kindermotiv, das ich mir aussuchen durfte, auf die Einstichstelle. Nach der ganzen Untersuchung konnte ich wieder nach Hause.

Wochen später habe ich erfahren, dass meine Freundin Christina mit ihrer Familie nach Baden-Württemberg in die Nähe von Rastatt umziehen wollte. Als ob es nicht schlimm genug war, dass ich die Diagnose Muskelschwund bekam, nein, meine beste Freundin zog auch noch weg. Wir haben uns noch verabschieden können, doch es war schwer für mich, loszulassen, da wir unzertrennlich waren. Das war nicht leicht für mich, aber ich hatte noch Freunde wie Igor, der mein bester Freund war. Als ich sechs Jahre alt war, begann meine Cortison-Therapie. Ich nahm ein Calcort-Präparat mit dem Wirkstoff Deflazacort, dabei handelt es sich um ein Glucocorticoid. Das nahm ich als Tabletten ein. Es schmeckte bitter, wenn es auf der Zunge zerging und ich es nicht schnell genug mit Wasser einnahm. Von den sechs Milligramm Calcort musste ich jeden Morgen drei Tabletten einnehmen. Dieses Medikament sollte helfen, den Muskelschwund zu verlangsamen, denn stoppen kann man die Erkrankung leider nicht. Das war für mich selbst ein großer Schock. Ich stellte mir selbst die Frage, wieso es sein musste, dass ich mit diesem Muskelschwund geboren wurde, ob ich etwas verbrochen hatte, um für immer mit solch einer Erkrankung leben zu müssen.

Mit sieben Jahren wurde ich im Marienstift Arnstadt eingeschult. Mein Vater hat die Schuleinführung mit einer Videokamera gefilmt. Auf Video-Home-System-Kassetten (VHS) konnte man 30 bis 60 Minuten lang mit einer Videokamera filmen. Nicht wie heutzutage mit einem modernen Smartphone mit 64 GB Speicher, womit man ewig filmen kann. Wir hatten in einer kleinen Kapelle die Schuleinführung gefeiert, da bekam ich meine Zuckertüte, sie war sogar größer als ich. Darin waren viele bunte Süßigkeiten. Dazu bekam ich einen Schulrucksack, den ich tragen konnte, weil ein Schulranzen für mich zu groß und schwer gewesen wäre. Am Montag darauf bin ich in die Klasse 1b gekommen, neben uns war die Klasse 1a. Meine Erzieherin Frau Kreitel und die Klassenlehrerin Frau Rabes stellten mir alle meine Klassenkameraden vor, wir konnten uns genauer kennenlernen. Ich saß an einer Doppelschulbank mit einem Schüler namens Marcel zusammen. Ich war immer der Kleinste in der Klasse. Wir waren acht Schüler. Damals musste man auch Mittagsschlaf in der Schule machen. Als ich mit dem Schlafen fertig war, holte mich der Fahrdienst ab und fuhr mich von Arnstadt nach Ilmenau nach Hause.

SEHNENVERLÄNGERUNG

Im November 1997 musste ich mit meiner Mutter nach Aachen zum Uniklinikum. Wir mussten mit der Bahn fahren, mein Vater begleitete uns. Wir sind von Ilmenau nach Erfurt gefahren, dort umgestiegen und weiter nach Frankfurt gefahren. Die Züge hatten zu dieser Zeit sehr hohe Einstiegsstufen, man saß in Abteilen, in denen es vier bis sechs Sitzplätze gab. Dann fuhren wir von Frankfurt nach Köln. In Köln mussten wir wieder umsteigen, um nach Aachen zu gelangen. Nach langem Fahren sind wir endlich angekommen. Dort sind wir mit dem Stadtbus bis zur Uniklinik RWTH Aachen gefahren. Als wir an dem riesen Klinikgebäude ankamen, mussten wir uns erstmal zurechtfinden. Nach einer gefühlten Ewigkeit haben wir die wichtigen Informationen erhalten, damit wir wussten, wohin wir gehen mussten. Die von der Information haben uns zur Orthopädie geschickt.

Den Aufzug, den wir benutzen mussten, fanden wir schnell. Mit diesem fuhren wir bis in die vierte Etage. Dort mussten wir mehrmals fragen, bis wir die Orthopädie fanden. Nach ewigem Suchen im Klinikum mussten wir schon zu meinem Aufnahmegespräch. Für mich als Kind war das lange Gespräch sehr langweilig. Nach diesem langen Gespräch bekamen wir unser langersehntes Zimmer. Wir verabschiedeten uns von meinem Vater, der sich auf den Nachhauseweg machte. Damals hatten wir noch kein Auto. Meine Mutter und ich mussten zwei Wochen im Krankenhaus bleiben. Zwei Tage später wurde ich für die Sehnenverlängerung mit dem Bett in den OP geschoben. Die Ärzte haben die Achillessehne an der Ferse, die Kniebeugensehne an der Kniekehle und die Sehne an der Hüfte verlängert. Der Narkosearzt hat mich narkotisiert, aber nicht mit einem Holzhammer, sondern mit Narkosemitteln. Der Arzt hat mich beruhigt, bis ich im Traumland war. Ich hatte einen Alptraum, darin waren Gestalten mit Masken, weißen Kitteln und Hauben. Später, nach gefühlt wenigen Minuten, bin ich im Aufwachraum auf der Intensivstation aufgewacht. Obwohl die Operation drei Stunden gedauert hat, kam es mir so vor, als ob nur wenige Minuten vergangen wären. Nach einem Tag auf der Intensivstation brachte mich eine Krankenschwester in mein Krankenzimmer.

Ich musste im Krankenhaus wieder laufen lernen. Durch die Physiotherapie und die vielen Übungen konnte ich wieder laufen. Das einzig Gute im Krankenhaus war, dass ich manchmal im Aufenthaltsraum auf der Nintendo-64-Spielekonsole Super Mario 64 spielen durfte, das war der neueste Schrei der 90er. Drei Wochen später wurde ich aus dem Krankenhaus entlassen. Meine Mutter und ich sind mit dem Stadtbus bis zum Hauptbahnhof gefahren, von dort sind wir mit der Bahn bis nach Frankfurt gefahren. Ab dort fuhren wir bis nach Köln, dort sind wir umgestiegen und von Halle nach Erfurt gefahren. Bei Erfurt sind wir endlich mit der Bahn bis nach Ilmenau gefahren.

Meine Schwester, Eltern, Großeltern und ich gingen jeden Heiligabend zum Krippenspiel in die Kirche, wo die hochschwangere Maria und ihr Mann Josef mit dem Jesuskind im Bauch von Nazareth in die Stadt Galiläa bis nach Bethlehem in die Stadt Davids kamen. Sie gingen durch die kalte, sternenklare Nacht und klopften an jede Tür, aber niemand ließ die hochschwangere Maria mit ihrem Kind im Bauch ins Warme herein. Sie gingen weiter, bis sie in einer Scheune bei Schafhirten Obdach fanden. In der Nacht vom 24. zum 25. Dezember wurde das Kind von der Mutter Maria geboren. Damit das Jesuskind es warm hatte, wurde es in eine Decke eingewickelt und in eine Futterkrippe mit warmem Heu gelegt. Der Morgenstern führte die drei Weisen aus dem Morgenland, Caspar, Melchior und Balthasar. Sie kamen auf Kamelen durch die Wüste des Orients bis nach Judäa in die Stadt Davids geritten. Der Engel verkündete den Menschen, dass ein Heiland namens Jesus Christus geboren sei. Als die drei Weisen aus dem Morgenland zu Jesus an die Krippe in Bethlehems Stall kamen, brachten sie ihm Gold, Weihrauch und Myrrhe in Truhen als Geschenk mit. Die Weisen aus dem Morgenland, die Schäfer mit ihren Tieren und die Eltern saßen zusammen mit dem Jesuskind im warmen Stall. Die Geburt vom Sohn Gottes und Erlöser Jesus Christus wird immer zum Heiligabend gefeiert. Nach dem Krippenspiel, das immer zu Heiligabend in der Kirche gespielt wurde, gingen wir von der Kirche Unterpörlitz durch die verschneite, sternenklare Nacht. Als wir die warme, weihnachtlich geschmückte Wohnung betraten, lagen die Geschenke schon unter dem beleuchteten Tannenbaum. Das Beste, was zum Schluss kam, war das Auspacken der bunt verpackten Geschenke. Wollt ihr wissen, was ich bekam? Ich bekam eine Nintendo-64-Spielkonsole mit dem Mario-Kart-64-Videospiel. Den restlichen Abend habe ich Mario Kart auf der Nintendo 64 gespielt. Das Coolste war, dass die Gegner von Bomben abgeschossen werden konnten. Wenn schlechtes Wetter draußen war oder meine Freunde Igor und Johann zu mir kamen, haben wir zusammen gezockt. Meine Lieblingscharaktere bei Mario Kart waren Mario und Donkey Kong. Ich fand es lustig, wenn man Bananen auf die Rennstrecke werfen konnte, sodass die Gegner darauf ausrutschten. Mario hat dann immer „Mama Mia“ gerufen und Donkey Kong hat ein Affengebrüll losgelassen, wenn sie auf der Banane ausgerutscht sind. Das Beste war der Pilz, weil man dadurch einen Turbo-Boost auslösen konnte.

Früher in den Neunzigern durften wir als Kinder alleine draußen spielen, in den Sommerferien durften wir sogar bis 20 Uhr draußen bleiben. Heutzutage dürfen Kinder nicht einmal ohne Aufsicht spielen. Die Eltern haben eine Riesenangst, dass ihrem Kind etwas passieren könnte. In der heutigen Zeit sitzen viele Kinder nur an Bildschirmen und sind mit den Gedanken in ihrer digitalen Welt, sie kommunizieren nur auf dem Smartphone. Ist ja schlimm mit diesen Smombies, da kann doch die Technik gleich das Denken übernehmen. Damals war das nicht so, dass man über das Smartphone kommunizierte, sondern mit den Personen selbst. So etwas wie ein Smartphone hatten wir nicht einmal in den Neunzigern, das, was wir hatten, war ein Gameboy, auf dem wir Tetris zockten.

Im Juni sind wir von Frau Doktor Bohne zum Sommerfest in das Sozialpädiatrische Zentrum eingeladen worden. Es waren viele Kinder mit neurologischen Erkrankungen auf dem Fest, die auch schon im Rollstuhl saßen. Die Erfurter Sanitätsfirma Jüttner hatte viele Rollstühle zum Testen dabei, ich bin mit dem Elektrorollstuhl von Otto Bock draußen im Hof hin und her gedüst. Zum Glück war es ein superwarmes Sommerwetter. Das Allercoolste waren die Gaming-PCs, an denen man Tomb Raider mit der heißen Lara Croft spielen konnte. Sie kämpfte sich durch die Actionwelt als Schatzjägerin, darin kamen wilde Tiere und Bösewichte vor, gegen die man kämpfen musste. Die PCs waren extra umgebaut für die Bedürfnisse der Menschen mit Behinderung. Die Bedienung wurde erleichtert, indem die Tastatur und die Maus angepasst wurden. Die neurologische Erkrankung Muskeldystrophie Duchenne ist eine Genmutation in der DNA, bei der ein Teil des X-Chromosoms im Körper verdoppelt ist. Dadurch werden die Muskeln schwach und verlieren an Kraft. Aus den Muskeln entsteht Bindegewebe, so entsteht der Muskelschwund. Man kann sich das so vorstellen, als ob ein Astronaut viele Monate in der Schwerelosigkeit im All lebt. Durch die Schwerelosigkeit kann leichter Muskelschwund entstehen, da keine Erdanziehungskraft im All herrscht. Trotz des Fitnesstrainings auf der Raumstation kann der Muskelschwund nicht verhindert werden, denn die Schwerelosigkeit macht den Körper schwächer. Die meisten Muskelzellen können so nicht aktiviert werden und verkümmern dadurch nach vielen Monaten, wenn die Astronauten wieder auf unserem Heimatplaneten landen. Die Astronauten werden nicht aus Faulheit oder weil sie keine Lust haben, zu laufen, aus der Raumkapsel getragen, sondern weil die meisten Muskeln verkümmert sind. Auf der Erde müssen sie ihren Körper mit Fitnesstraining trainieren, dadurch bekommen ihre verkümmerten Muskeln wieder Kraft.

Ab der zweiten Klasse haben wir uns auf den Umzug von der Käfernburger Straße in die Rosenstraße vorbereitet. Die ganzen Gegenstände und Schulmaterialien mussten wir in Kartons einpacken. Auf jeden Fall durfte unser Schwarzbär-Plüschteddy Tom nicht fehlen, den wir von unserer Lehrerin als Klassenmaskottchen bekamen.

Es waren schöne Zeiten, in denen wir vieles erlebten. Unsere Klassenlehrerin hat uns gesagt, dass wir ab der dritten Klasse eine andere Lehrerin bekommen. Das Positive an diesem Tag war, dass wir unsere Endjahreszeugnisse bekommen haben, wir freuten uns auch darüber, dass endlich die Sommerferien anfingen.

Ich ging am Samstagabend zum Zirkus Probst, der oft in die Stadt kam. Wir stellten uns an der langen Schlange zur Kasse für die Zirkusvorstellung an. Meine Großeltern haben meiner Schwester und mir gekauft, was wir wollten. Wir gingen durch den Zirkuseingang und setzten uns auf unsere Sitzreihe der Tribüne. Wenige Minuten später ging die Vorstellung los. Der Zirkusdirektor eröffnete die Vorstellung in der Manege mit dem Orchester. Die erste Vorstellung begann mit Jonglieren, wobei drei Kegel abwechselnd nach oben geworfen wurden. Ich saß mit neugierigen Kinderaugen in meiner Reihe und aß Popcorn, während die Vorstellung lief. Am Balancierseil turnten Artisten in luftiger Höhe und machten ihren Balanceakt auf dem Seil. Zum Glück war es mit einem Auffangnetz ausgestattet, damit im Falle eines Sturzes keiner verunglückt. Ich fand es beängstigend und spannend zugleich, wie Tiger durch Reifen sprangen, brüllten und dabei das Maul öffneten. Ich dachte mir, hoffentlich haben sie was zu fressen bekommen, nicht dass der Dompteur mit Haut und Haar gefressen wird. Am Ende der Zirkusvorstellung durfte ich auf einem gefleckten Pferd mit Indianerkopfschmuck in der Manege reiten. Nach dem Reiten wurde ich auf dem Pferd mit einer Polaroid-Kamera fotografiert, die die Bilder selbst auf einem Polaroid-Film entwickeln konnte.

ERSTE URLAUBSREISE

Mit acht Jahren habe ich meine erste Urlaubsreise mit meinen Eltern und meiner Schwester nach Rumänien unternommen. Wir sind mit einem roten VW Golf 1 gefahren. Mein Vater saß am Steuer und meine Mutter als Beifahrerin vorne, schwanger, mit dem Atlas auf dem Schoß und zwei Nervenbündeln auf den Rücksitzen.

Meine Eltern haben sich wegen der Autoroute gestritten, dadurch fuhr mein Vater plötzlich mit dem rechten Seitenspiegel gegen einen Baum. Ein Glück war nichts Schlimmes passiert! Meine Mutter hat erschrocken geguckt und dann zu meinem Vater gesagt: „Du Idiot, wir fünf hätten auch tot sein können." Er stieg aus, um nachzusehen, ob alles mit dem Auto in Ordnung war. Es war alles gut und wir konnten weiterfahren. Wir sind mit dem Auto 1000 Kilometer auf der Landstraße gefahren, sowas wie eine Autobahn gab es in Europa nicht überall. Ich und meine Schwester haben „Ich sehe was, was du nicht siehst" gespielt und zur Musik aus dem Autoradio mitgesungen. Mit diesem Gesang hätte man Leute verjagen können, wir hätten jedenfalls keine Supertalente werden können. Zwei Tage verbrachten wir im Auto. Wir sind von Deutschland durch Tschechien und Ungarn nach Rumänien durchgefahren. Als wir durch Ungarn gefahren sind, hat es gleich nach Zwiebeln und Knoblauch gerochen, am Straßenrand konnte man regionale Zwiebel- und Knoblauchzöpfe kaufen. Manche Menschen erzählen sich die Geschichte, dass man sich damit Vampire vom Hals halten konnte. Es werden viele schaurige Märchen von Vampiren, auf Rumänisch Strigoi, erzählt, die den Menschen das Blut aus den Adern saugen. Wir sind noch weitergefahren, an der Grenze mussten wir eine Stunde warten, bis alle Fahrzeuge kontrolliert wurden, dann haben wir eine kurze Pause gemacht. Die Straßen wurden von Traktoren und Pferdekutschen befahren, die Fahrbahnen hatten viele Schlaglöcher, fast wie Gouda-Käse. Was ich an Rumänien am schönsten finde, ist das riesengroße Faltengebirge in den Karpaten. Auch die Mythen über Drachen, Vampire und Werwölfe finde ich sehr spannend. Endlich sind wir nach langer Fahrt in Petersberg (Sânpetru) bei meiner Verwandtschaft angekommen. Das Auto war bis zum Dach vollgestopft mit Taschen voller Kleidung für die Verwandten und den Bekanntenkreis meines Vaters, unser eigenes Gepäck war dazwischen auch noch verstaut. Untergebracht waren wir in einem Haus der Verwandtschaft. Auf dem Hof konnten wir mit Tieren spielen, es war ein Kleinbauernhof mit Hühnern, Schweinen, Hunden und Katzen.

Es war super Wetter an diesem Tag, mit strahlend blauem Himmel. Ich habe mit meinen Cousins, Cousinen und meiner Schwester Hühner durch den Hof gejagt.

Auf den Heuboden sind wir hochgeklettert und von oben runtergesprungen, auf Strohballen sind wir dabei weich gelandet. So gegen Ende September war es, als wir dort waren, das Wetter war wie im April. Wenn wir auf die Toilette mussten, gingen wir auf ein Plumpsklo aus Holz, wo man in ein dunkles Loch scheißen musste. Wenn es draußen auch noch arschkalt war, ist einem bildlich gesprochen auch der Arsch abgefroren. Kein Luxus wie zu Hause, ein WC in der Wohnung und schön warm. Am nächsten Tag war es kalt, regnerisch und sehr matschig. Wir sind in Regenjacken draußen geblieben. An diesem Tag wurde ein Schwein geschlachtet. Dem Schwein wurde das rechte Hinterbein mit einem Strick gefesselt, damit wurde es zu Fall gebracht. Das Schwein quiekte wie am Spieß. Mir tat das arme Lebewesen leid, als das Leben des Tieres mit einem Messerstich ins Herz beendet wurde, um etwas zum Essen auf dem Tisch zu haben. Sie hatten nicht einmal ein Bolzenschussgerät, mit dem sie es betäubten, das Lebewesen wurde einfach so abgestochen, jemand musste das Blut in einer Aluminiumwanne auffangen. Das wurde gemacht, damit Blutwurst daraus gemacht werden konnte. Das leblose Schwein wurde auf Stroh gelegt und mit dem restlichen Stroh bedeckt. Danach wurde es mitsamt dem Schwein angezündet, bis das Stroh weggebrannt war. Als das alles vorbei war, haben sie das Tier mit dem Gartenschlauch und mit einem Feger gereinigt, bis die verkohlte Haut von den Schweineborsten befreit war. Man legte das Schwein auf die Schlachtbank. Erstens: Das Tier wurde ausgeweidet und zerteilt. Zweitens: Der Darm wurde entnommen und mit einem Stab wurden Dünn- und Dickdarm von der Scheiße befreit. Drittens: Der Darm wurde mit Salz und Wasser ausgespült. Viertens wurden Innereien wie Leber, Nieren, Magen, Lunge und Herz entnommen, die später weiterverarbeitet wurden. Fünftens wurde der Bauchraum des Tieres mit dem Gartenschlauch abgespritzt und mit Salz gereinigt. Sechstens wurde das Tier stückweise zerteilt. Siebtens wurden die Innereien und das Fleisch für die Wurst gekocht. Nach dem Kochen wurden das Fleisch und die Innereien in den sauberen, von Scheiße befreiten Darm gefüllt, für Leberwurst und Kochwurst. Als Letztes wurde die Wurst zum Räuchern in der Räucherkammer aufgehängt und das Fleisch wurde zum Lagern in den Gefrierschrank gelegt. Früher hat man das gebratene Fleisch in Fett eingelegt und in der Speisekammer eingelagert. Schluss mit der Metzelei des armen Schweines. Das Schlachten des Schweines war so schrecklich für mich, dass ich monatelang kein Schweinefleisch gegessen habe. Ich habe ja vorher noch nie gesehen, wie ein Tier geschlachtet wurde. Wenn man die Wurst nur im Kühlfach des Supermarktes kauft, sieht man ja nicht, wie es geschlachtet und zu Wurst oder zu Fleisch verarbeitet wurde. Deshalb wollen viele Menschen keine Fleischfresser mehr sein und werden lieber zu Pflanzenfressern.

BRÜDERCHEN

Im März 1999, es war an einem Mittwoch, wurde mein kleiner Bruder Daniel in Ilmenau geboren. Meine Schwester und ich haben uns gefreut, dass wir ein kleines Geschwisterchen bekommen haben. Mein Vater hat sich auch sehr gefreut, aber am meisten hat sich meine Mutter auf meinen Bruder gefreut. Sie wollte meinen Bruder Udo nennen, da denkt man ja gleich an Udo Lindenberg, aber wir fanden den Namen schrecklich. Nichts gegen den wunderbaren Sänger. Ein Glück, dass sie meinem Bruder nicht diesen Namen gegeben hat. Mein Vater war bei der Geburt meines Bruders dabei. Im sozialistischen Rumänien war es damals nicht so, dass man bei der Geburt seines Kindes dabei sein durfte. Das war so, damit man Keime und Viren nicht an die Neugeborenen übertrug. Meine Schwester und ich waren mit Oma und Opa zu Hause, weil mein Vater bei meiner Mutter im Krankenhaus bei der Geburt meines Bruders dabei sein durfte. Am nächsten Tag sind meine Schwester und ich mit unserem Vater zu Besuch in die Geburtsstation der Ilm-Kreis-Klinik Ilmenau gefahren. Meine Schwester und ich durften unseren kleinen Bruder auf den Arm nehmen. Er war so groß wie eine Babypuppe, nur etwas schwerer. Man muss vorsichtiger mit den Babys sein, das ist der Unterschied zwischen einem neugeborenen Kind und einer Babypuppe.

Zu meinem neunten Geburtstag habe ich von meinen Eltern und Großeltern ein großes Geschenk bekommen, das in buntem Geschenkpapier verpackt war. Als ich es öffnete, war die Überraschung sehr groß. Ich konnte es kaum mit meinen kleinen Kinderaugen glauben, als ich meine ersehnte Lego-City-Küstenwache bekommen habe. Gleich danach ging es auch schon los mit dem Aufbauen der vielen Legosteine. Für den gesamten Tag war es meine liebste Beschäftigung, die Küstenwache aufzubauen. Als ich endlich mit meinem Bauprojekt fertig war, konnte ich mit dem Lego-Spielen beginnen. Zu der Station gab es ein weißblaues Rettungsschiff und ein gelbes Rettungsboot. Ich bekam nur ein großes Geschenk, nicht wie heutzutage ein gesamtes Spielwarengeschäft mit tausenden Spielsachen, die sowieso nach kurzer Zeit in einer Ecke landen, wo keiner sie mehr ansieht. Man hat früher, damit meine ich die bunten Neunziger, die Spielsachen mehr wertgeschätzt und ich war auch mit wenig zufrieden.

Eines Abends, als mein Freund Igor bei mir gepennt hat, wollten wir einen Märchenfilm sehen, den er mitgebracht hatte. Er legte die Videokassette ein, alles schön und gut bis dahin. Als der Film dann losging, trauten wir unseren Augen nicht, was wir da sahen. Pustekuchen, es war kein Märchen, nein, das war ein Porno. Wir sahen, wie es Mann und Frau nackt getrieben haben, der Mann schob sein Glied in die Frau hinein, die Frau hatte mittelgroße Brüste, langes Haar und stöhnte laut. Plötzlich stand mein Vater hinter uns, wir haben ihn nicht mal bemerkt, er hat uns erschrocken, als er laut sagte: „Was macht ihr da?“ Wir sind vor Schreck vom Fußboden hochgesprungen. Woher sollten mein Freund und ich wissen, dass jemand in die Märchenkassettenhülle einen Sexfilm gelegt hatte. Und wenn sie nicht gestorben sind, dann vögeln sie noch heute.

Mit meinen Freunden Igor und Johann bin ich oft auf der Skaterbahn gewesen. Die beiden sind auf dem Skateboard auf der Halfpipe rauf und runter gefahren, ich konnte gar nicht mit dem Skateboard fahren, deshalb bin ich lieber mit dem Cityroller auf die Rampe gefahren. Damals war Tony Hawks der Held jeden Skaters, alle wollten genauso sein wie er, auf dem Brett stehen und die Tricks nachmachen, die er sehr beherrschte. Bis es die meisten schafften, so mit dem Skateboard zu fahren wie Tony Hawks, sind sie tausendmal hingefallen und haben sich die Knie und Ellenbogen aufgeschürft, weil sie ohne Knie- und Ellenbogenschützer gefahren sind. Knochenbrüche waren so gut wie vorprogrammiert. Die Notaufnahme war bestimmt sehr voll mit Bruchpiloten, sowas wie Helm, Knie- und Ellenbogenschützer gab es für die meisten Skater nicht, obwohl es Schützer zu kaufen gab. Aber das ist doch uncool, mit Helm und Schützern zu fahren, ein Indianer kennt keinen Schmerz.

Der Winter hat für uns Kinder damals schon im November begonnen, es war immer eine klirrende Kälte mit ordentlich viel Schnee. Am nächsten Tag trafen wir uns zur Schneeballschlacht, dabei haben wir uns gegenseitig beworfen. Bis spätabends waren wir draußen mit der Schlacht beschäftigt, uns war es egal, wie spät es war, Hauptsache wir hatten Spaß im Schnee, bis wir durchgeweicht und verfroren zu Hause ankamen.

Meine Mutter hat mich gefragt, wo wir denn waren und wieso ich so nass war. Meine Antwort war, dass ich bei einer Schneeballschlacht mit meinen Freunden war. Ich musste mich umziehen, weil ich bis zu den Knochen nass war. Es war auch schon sehr spät geworden und ich musste schon ins Bett. Morgens um 6 Uhr musste ich aufstehen. Meine Mutter hat mich wie immer geweckt, zuerst habe ich mir die Zähne geputzt und mich angezogen, danach habe ich gefrühstückt und schon kam der Fahrdienst. Dieser kam um sieben Uhr und klingelte an der Tür. Ich stieg in den Kleintransporter ein und wir fuhren durch viele Dörfer, bis wir in meiner Schule Marienstift in Arnstadt, in der Käfernburger Straße, ankamen.

KELLERBRAND

In der Nacht von Donnerstag auf Freitag hat es bei uns im Keller gebrannt. Es war gegen Mitte Dezember und ein kalter, eisiger Winter. Mein Vater hat sich gewundert, wieso der Boden im Wohnzimmer so warm war, er stand oft in der Nacht auf, um zur Toilette zu gehen. Als mein Vater die Wohnungstür öffnete, kam ihm auch schon ein stechender und beißender Geruch von verbranntem Kunststoff aus dem Keller entgegen. Er hat uns sofort geweckt und sagte zu uns: „Steht auf, es brennt im Keller!“ Meine Eltern haben gleich die Feuerwehr gerufen, es hat nicht länger als zehn Minuten gedauert, bis sie da war. Mein Vater hat die gesamte Nachbarschaft aus den Betten geklingelt, damit sie ihre Wohnung verlassen konnten. Mit Blaulicht und lautem Martinshorn standen die Einsatzkräfte vor der Tür. Meine Mutter, meine Geschwister und ich sind durchs Fenster nach draußen gestiegen. Die Feuerwehr löschte das Feuer im Keller, eine gefühlte Stunde später war das Feuer gelöscht. Bis sie das Feuer unter Kontrolle hatten, durften wir unsere Wohnungen nicht betreten. Wir saßen viele Stunden im warmen Auto, bis wir endlich irgendwann wieder in unsere Wohnung zurückdurften. Ich wollte trotz des Brandes unbedingt zur Weihnachtsfeier in der Schule gehen. Ich habe darauf bestanden, dass ich zu der Feier konnte. Um 7 Uhr kam der Fahrdienst und los ging die Fahrt zur Schule. Als ich ankam, mussten alle Schüler für die Feier den Tisch weihnachtlich dekorieren. Natürlich hat uns unsere Erzieherin Frau Kreitel geholfen. Wir sangen Weihnachtslieder und Frau Rabes, unsere Klassenlehrerin, hat uns eine Weihnachtsgeschichte vorgelesen. Dann ging es schon mit dem Festessen am schön gedeckten Tisch los. Danach bekamen alle Schüler Geschenke. Nach ein paar Stunden wurde ich vom Fahrdienst abgeholt. Es dauerte eine Weile, bis ich wieder zu Hause war. Der Brand im Keller hat mich noch beschäftigt, es war alles verbrannt, sogar mein Polizeimotorrad. Es war schlimm für mich, dass mein Motorrad verbrannt war, aber meine Mutter hat mich wieder aufgemuntert, sie sagte, ich solle froh sein, dass uns nichts passiert ist. Dinge kann man kaufen, aber das Leben und die Gesundheit kann man nicht ersetzen, hat sie zu mir gesagt.

Mit meinem besten Freund Christian habe ich sehr oft gespielt. Er wohnte über mir, und immer, wenn sein großer Bruder nicht zu Hause war, haben wir auf der Playstation 1 Street Fighter gespielt. Wir haben auch viele Videospiele gespielt. Mit Playmobil spielten wir am meisten, er hatte viele Western-Figuren, Waffen, Kanonen, Pferde und eine Postkutsche. Das Beeindruckendste war seine Festung, dort waren viele Soldaten aufgestellt. Ich spielte den Postkutschen-Räuber und Christian den Sheriff. „Hände hoch, ihr seid umzingelt!", rief er laut. Ich als Räuber habe mich nicht so schnell ergeben, doch er hatte viele Soldaten um die Kutsche aufgestellt, sodass ich aufgeben musste. Entweder gaben die Räuber auf oder sie wurden erschossen, aber die Räuber gaben lieber auf. Der Sheriff nahm alle fest und brachte sie ins Gefängnis.

Mein Vater brachte mir das Fahrradfahren bei. Ich saß auf einem weißen Kinderfahrrad mit Helm, Ellenbogen- und

Knieschonern und mein Vater hielt mich am Sattel hinten fest, während ich in die Pedale trat. Ich musste darauf achten, mein Gleichgewicht zu halten, um nicht umzukippen. Als ich in die Pedale trat und mein Gleichgewicht halten konnte, ließ er den Sattel hinten vorsichtig los, damit ich einige Meter allein fahren konnte. Auf dem Fußgänger- und Radweg, wo ich fuhr, kippte ich oft um, weil ich mein Gleichgewicht nicht lange halten konnte. Aber zum Glück war ich ja gut mit Helm und Schonern geschützt, so konnte nichts passieren. Doch das Fahrradfahren-Üben konnte ich nun für kurze Zeit vergessen, weil mein Fahrrad beim Kellerbrand brannte. Auf der Skaterbahn verlieh ich meinen Roller gegen ein Fahrrad von einem Jungen. Ich versuchte, alleine mit dem Fahrrad zu fahren, und nach mehrmaligen Versuchen konnte ich tatsächlich gut fahren, ohne dabei umzukippen. Ich freute mich wahnsinnig, dass es mit dem Fahrradfahren klappte. Mit dem Fahrrad des Jungen fuhr und fuhr ich, das Fahren machte mir sehr viel Spaß, sodass ich sogar fast vergessen hätte, ihm sein Fahrrad zurückzugeben. Ich gab ihm seinen Drahtesel und er mir meinen Roller, es war für mich eine Riesenfreude, dass ich es alleine geschafft hatte, Fahrrad zu fahren. Eines Abends fragte ich meinen lieben Opa, ob er mir ein Fahrrad kaufen könnte, weil ich das Fahrradfahren so gut beherrschte. Am nächsten Tag ging ich mit meinem Opa und meinem Vater zum Fahrradladen in der Stadt, um ein Fahrrad zu kaufen. Im Laden sah ich ein gelbes Kinderfahrrad, es hatte eine Gangschaltung, Bremsen und Lichter. Ich sagte zu meinem Opa, dass ich dieses Fahrrad haben möchte, und er kaufte es mir.

ERSTES MAL FREIZEITPARK

Mit zehn Jahren bin ich mit meinen Großeltern, Eltern und Geschwistern in den Freizeitpark nach Geiselwind in Bayern gefahren. Wir fuhren mit zwei Autos hin. Mein Vater war mit den Eltern meines Freundes befreundet. Es war ein großer Freizeitpark mit Streichelzoo und Attraktionen. Wir standen ein paar Minuten an der Eintrittskasse an, bis unsere Eltern die Familienkarte für den Park bezahlt hatten. Vor dem Eingang wurden ich, meine Geschwister, Eltern, Großeltern und Freunde mit dem Kakadu-Maskottchen fotografiert.

Mit dem Kettenkarussell, das wie ein Fliegenpilz aussah, sind meine Schwester und ich als Erstes gefahren. Das Schönste am Karussell war, dass man wie ein Vogel durch die Lüfte flog. Mein Vater ist mit seinem Freund auf der gelb-roten Looping-Achterbahn gefahren. Diese fuhr vorwärts und rückwärts. Wir konnten nicht auf dieser Achterbahn fahren, weil wir noch zu klein waren. Aber auf einer Drachenachterbahn für Kinder, ohne Looping, durften wir fahren. Unsere Eltern hatten etwas zum Essen und Trinken für die Zwischenpausen dabei. Nach der Mittagspause sind wir zum Zoo-Park ins Affengehege gegangen, nicht, um uns zum Affen zu machen, sondern damit wir uns die Primaten ansehen konnten, die, so stellten wir fest, uns Menschen wirklich sehr ähneln.

Danach ging meine Schwester mit meinem kleinen Bruder auf ein Bootskarussell, das sich im Kreis bewegte, wodurch man sich wie ein Seefahrer auf hoher See fühlte.

Mit meiner Schwester und meinem Vater bin ich auf der Wildwasserbahn gefahren. Es war schön gemütlich, als wir die Bahn hochgefahren sind, doch plötzlich ging es nach unten, da war es mit der Gemütlichkeit vorbei, weil diese Fahrt rasant schnell ging. Wir wurden mit Wasser nassgespritzt. Die Aussicht von der drehenden Aussichtsplattform auf dem Aussichtsturm des Freizeitparks war atemberaubend: Wir konnten den gesamten Park samt Zoo und Attraktionen von ganz oben sehen. Als sich der Tag im Freizeitpark dem Ende zuneigte, sind wir den langen Weg mit dem Auto nach Hause gefahren. Es war für uns alle ein toller Sommertag im Juni.

Nach den sechs Wochen Sommerferien bin ich in die Klasse 3c gekommen. Unsere neue Klassenlehrerin Frau Fuchs hat uns die neuen Schüler vorgestellt. Ein Teil der Schüler der damaligen Klasse 2b wurde in die Förderklasse eingestuft, das waren diejenigen, die dem regulären Lernstoff nicht hinterherkamen. Deshalb hatten wir neue Schüler in der Klasse. In der neuen Schule in der Rosenstraße waren drei dritte Klassen, die in Klasse a, b und c unterteilt wurden. Meine Schule war in einer Plattenbausiedlung der Rosenstraße, ich weiß nicht mehr, welche Hausnummer das war, aber eins weiß ich noch, dass der Reno-Schuhladen gegenüber unserer Schule lag. Früher in der Deutschen Demokratischen Republik war unsere Schule eine Handschuhfabrik, wo Handschuhe für die Industrie hergestellt wurden.

Ich war mit meinen Geschwistern und Eltern wie jeden Freitag zum Großeinkauf im Kaufland. Der Einkaufswagen war vollbeladen mit Lebensmitteln, die wir fürs Wochenende brauchten. An diesem Tag habe ich von einer Nachbarin im

Kaufland erfahren, dass mein bester Freund Christian im Krankenhaus an einer Hirnblutung gestorben war. Für mich ist die Welt wie ein Kartenhaus zusammengebrochen. Mit meinem besten Freund habe ich sehr oft zusammen gespielt, das waren schöne Zeiten mit ihm. Meine Mutter war bei der Trauerfeier und Beerdigung meines besten Freundes, ich allerdings nicht, weil es für mich zu viel gewesen wäre, meinen besten Freund für immer verabschieden zu müssen. Das kann man als Kind nicht gut verstehen und es ist schwierig, das zu verarbeiten, wenn ein Freund beerdigt wird.

Als Elfjähriger sah ich wie ein Michelin-Männchen aus – mit fettem, rundem Mondgesicht und einem fetten kleinen Körper. Dank des Cortison-Präparats bin ich fett geworden, die Kinder haben mich sehr oft wegen meines Aussehens gehänselt. Sie sagten zu mir: „Mann, ist der fett, der muss bestimmt eine Tonne wiegen, weil die fette Tonne bestimmt wie eine Sau frisst." Das hat mich sehr verletzt. Mein Gewicht hatte nichts mit dem Essen zu tun, doch keiner wusste, dass ich durch das Cortison dick geworden war. Wie es mir damit ging, hat scheinbar keinen interessiert. Denjenigen ist nicht klar, was sie einem damit antun, nur weil man nicht dem Schönheitsideal der Gesellschaft entsprechend aussieht. Ich hatte oft das Gefühl, niedergemacht zu werden und dass es denen egal war, wie es mir dabei ging. Das ist sehr hart, weil man von der Gesellschaft diskriminiert wird, weil man anders aussieht. Es zählt nicht das Äußere, sondern nur der Charakter eines Menschen.

An einem sehr heißen Sommertag bin ich nach der Schule mit meiner Schwester und meinem Vater ins Freibad am

Hammergrund gefahren. Wir standen an der langen Schlange vor der Kasse an, bis wir endlich reinkonnten. Es dauerte etwas, bis wir einen Liegeplatz gefunden haben. Erstmal haben wir uns abgeduscht, sonst hätten wir noch einen Herzkasper bekommen, erst dann durften meine Schwester und ich ins Spaßbecken. Erst ging es auf meine Lieblingsrutsche, die lang und blau war. Diese Rutsche fand ich am besten, weil sie nicht so schnell war wie die grüne, blaue und rote Röhrenrutsche. Bei diesen ging es rasant nach unten. Nach dem Rutschabenteuer bin ich mit meiner Schwester ins Nichtschwimmerbecken, in dem wir mit dem Wasserball spielten. Als wir aus dem Wasser kamen, hatten wir Hunger, unser Vater hat uns ein rotes Bum-Bum-Eis gekauft. Nachdem man das Eis aufgegessen hatte, konnte man den Kaugummi-Stiel, der in einer blauen Plastikfolie verpackt war, kauen.

DISNEYLAND

In den Juli-Sommerferien 2002, dem Jahr, in dem der Euro eingeführt wurde und wir uns von der geliebten Deutschen Mark verabschiedeten, bin ich mit meinen Geschwistern, Eltern und der Familie meines Freundes Igor nach Paris gefahren. Wir hatten einen dreitägigen Freizeitparkurlaub im Disneyland geplant. Wir sind mit dem Auto gefahren und am nächsten Morgen in Paris angekommen. In das Hotel Santa Fe konnten wir erst mittags einchecken, deshalb hatten wir die Autos auf dem hoteleigenen Parkplatz geparkt. Wir sind mit dem Shuttlebus zum Disneyland in den Themenpark gefahren. Von der Shuttle-Haltestation sind wir zu Fuß bis zum Eingang des Themenparks gelaufen. Beim Laufen war ich zwar nicht der Schnellste, doch die anderen haben zum Glück Rücksicht auf mich genommen. Wir sind im Schritttempo und nicht wie auf der Flucht im Eiltempo durch den Park gelaufen. Als wir vor dem Eingang standen, sah ich eine Micky-Maus-Hand-Statue mit einem Stern-Zauberstab in der Hand und den atemberaubenden Springbrunnen, der Wasserfontänen in die Höhe spritzte. Wir mussten bei dem rosa-weißen Disneyland-Hotel vorbei und erst dann sahen wir den riesigen Park mit dem Disneyschloss, das Schloss Neuschwanstein in Bayern gleicht.

Bei unserer ersten Attraktion im Discovery Land mussten wir lange warten, bis wir dran waren. Mit einem Elektro-Autoscooter sind wir auf einer Autobahn gefahren. Nach der rasanten Autofahrt über die Autobahn gingen wir auf ein

Raketenkarussell, das mit Raketengeschwindigkeit durch die Lüfte flog, bis uns schwindlig wurde. Keine Angst, wir haben uns nicht übergeben. Der Flug war schnell und amüsant. Als wir mit dem Raketenkarussell-Abenteuer fertig waren, gingen wir mit dem Kapitän-Nemo-U-Boot-Simulator auf Tauchstation in die atemberaubenden und gefährlichen Tiefen des Ozeans. Wir sahen die schöne Wasserwelt mit Fischen und anderen Unterwassertieren, als plötzlich eine Riesenkrake aus den Tiefen des Ozeans auftauchte und das U-Boot mit den Saugnäpfen der Tentakeln packte und in die Tiefe zog. Erst als das Boot dem Tier einen Elektroschock verpasste, ließ der Krake das Boot los. Wir fuhren mit dem U-Boot-Simulator durchs Meer, bis wir nach dem actionreichen und gefährlichen Tauchgang mit Kapitän Nemos U-Boot durch die Tiefen des Ozeans die Auftauchstation erreichten und auftauchten. Danach gingen wir zu einer Musicalaufführung, wo Micky Maus, Mini Maus, Donald Duck und alle Disney-Figuren auf der Bühne singend tanzten. Nach dem Disneymusical gingen wir mit meinem Bruder, der im Kinder-Buggy geschoben wurde, durch das große Tor des Disneyschlosses ins Fantasy Land. Mein Bruder in Begleitung meiner Mutter und wir alleine gingen auf das Dumbo-Karussell, um mit Dumbo und seinen Segelohren durch die Lüfte zu fliegen. Nach dem Dumbo-Segelflug gingen wir ins Alice-im-Wunderland-Labyrinth durch die fantastische Welt von Alice. Wir liefen durch den Irrgarten.

Im Labyrinth, durch das wir hindurchgingen, sahen wir die Fantasy-Figuren. Schließlich fanden wir doch noch den Weg des Irrgartens aus dem Wunderland hinaus. Nach dem Irrgarten des Fantasy-Abenteuers fuhren meine Geschwister und Eltern mit einer Gondel gemeinsam in die Märchenwelt, wo Figuren sangen. Nach einer kleinen Pause gingen wir ins Adventure Land in die geheime Welt der Piraten. Wir gingen in die Piratenhöhle, wo uns die bösen Piraten erwarteten. Als wir aus der dunklen Höhle rauskamen, gingen wir zu einem Piratenschiff. Nach dem Besuch der Piratenwelt gingen wir ins Frontier Land in eine Goldgräberstadt. Wir fuhren mit einem Dampfer auf dem Fluss und bekamen einen Rundumblick auf die Stadt und deren Attraktionen zu sehen, die wir besuchen wollten.

Nach der Dampferrundfahrt stellten wir uns bei einer Zugachterbahn an, es war so eine lange Menschenschlange! Die Kulisse war eine amerikanische Goldmine. Als das lange Warten endlich ein Ende hatte, bin ich mit meinem Vater vorne in den Zug eingestiegen.

Meine Schwester ging mit Nelly, der kleinen Schwester von Igor. Er hatte noch zwei weitere Schwestern: Die mittlere hieß Nadeschda und die älteste Anastasia. Ihre Eltern hießen Lena und Michael. Die Achterbahn fuhr langsam den Hügel hoch, erst dann ging die wilde Fahrt mit Getöse los. Sie fuhr schnell die Kurven, Geraden und Hügel, dann fuhr die Bahn noch durch einen Tunnel unter Wasser hindurch. Als die wilde Achterbahnfahrt zu Ende ging, war der Tag schon vorbei. Vom Themenpark gingen wir bis zur Haltestation. Wir warteten auf den Shuttlebus und fuhren bis zu unserer Unterkunft ins Hotel Santa Fe. Das Gelände des Hotels war der Stadt Santa Fe in den USA im Bundesstaat New Mexico nachempfunden. Wir richteten uns in den Zimmern ein, in denen wir für zwei Nächte untergebracht waren. Wir blieben noch ein wenig wach und gingen dann ins Bett, weil uns morgen ein neuer abenteuerlicher Tag erwartete. Früh am Morgen standen wir aus den Betten auf, putzten uns die

Zähne, duschten oder wuschen uns im Bad, wie immer bei der Morgenroutine.

Nach der Morgenroutine gingen wir zum Frühstücksbuffet, wo es Cornflakes, Wurst, Käse, Brötchen, Eier, Marmeladen und viele andere Leckereien gab. Wir saßen am Tisch und aßen das üppige, leckere Frühstück. Nach dem Frühstück nahmen wir ein Fresspaket mit uns, damit wir was zum Essen dabeihatten. Wir gingen zur Haltestation, wo wir auf den Bus warteten, es dauerte nur ein wenig, schon war er da. Mit dem Shuttlebus fuhren wir bis zur Haltestation am Freizeitpark. Von der Station gingen wir langsam und gemütlich bis zum Walt-Disney-Studio-Park. Als wir und unsere Freunde vor dem Eingang des Parks standen, sahen wir eine Micky-Maus-Statue mit einem Spitzhut und dem magischen Zauberstab, der uns alle verzauberte.

Wir gingen durch die Stadt-Kulisse von Front Lot. Als wir aus der Kulisse kamen, standen wir im großen, atemberaubenden Filmpark. Die erste Attraktion, die wir besuchten, war der fliegende Teppich, der uns durch die Welt von Aladdin flog. Nach dem Teppichfliegen beim Tonstudio bin ich mit meinem Vater auf die Rock-Achterbahn gegangen. Mein Körper und meine Knie zitterten vor Angst, doch mein Vater sagte zu mir, ich solle keine Angst haben, die Achterbahn habe ja nur zwei Loopings. Die Achterbahn erklärte uns eine Band auf Französisch, aber ich verstand kein Wort.

Mein Vater und ich haben uns für die Achterbahn angestellt. Als die Bahn anfuhr und anhielt, konnten wir einsteigen. Wir stiegen ein, die Sitzbügel klappten runter, der Techniker überprüfte noch mal alle Wagons. Erst dann fuhr die Achterbahn langsam den Hügel hinauf. Mit lauter, brüllender Metal-Musik fuhr die Bahn mit rasantem Tempo durch die Kurven. Die laute Musik dröhnte in meinen Ohren, ich umklammerte den Arm meines Vaters sehr fest, weil ich in der dunklen Achterbahn nur Blitze sah und das laute Metal-Gebrüll hörte. Gefühlt hundert Loopings später, als ich aus der Metal-Hölle der Rock-Achterbahn draußen war, taten mir meine Arme weh wegen des Festklammerns am Arm meines Vaters. Hätte ich mich noch fester an ihn geklammert, hätte ich ihm wahrscheinlich seine Arme ausgerissen. Mein Vater hatte mich auf den Arm genommen, dass es nur zwei Loopings auf der Achterbahn gab, in Wirklichkeit waren es ungefähr sieben.

Als die rasante Achterbahnfahrt zu Ende war, machten wir unsere Mittagspause. Zur Verpflegung hatten wir das gepackte Fresspaket mitgenommen. Es gab nur das zu essen, was unsere Eltern eingepackt hatten. Damals sind wir nicht in einem feinen Restaurant essen gegangen, weil unsere Eltern nicht das Geld dazu hatten. Wir machten eine kurze Mittagspause, dann gingen wir zur Production Courtyard. Wir haben uns für eine Rundfahrt mit einem Zug angestellt. Als wir im Zug saßen, fuhr er im Schritttempo los. Erst fuhren wir an den berühmten Filmfahrzeugen vorbei, die in Filmen wie „101 Dalmatiner“ und „Batman“ in Aktion kamen. Wir fuhren durch die Filmkulisse, danach fuhren wir zur Action-Kulisse, wo ein schwarz-roter Tanklaster in einer Wüstenschlucht von Arizona stand.

Es begann zu beben, der Strommast kippte um, der Tanklaster entzündete sich, es tat einen Schlag, der Laster explodierte mit einem lauten „Bum“, die heißen Flammen schlugen Feuer, dann kam eine riesen Welle aus der Schlucht, die Wassermassen schoben den Tanklaster die Klippe runter, dann kamen die Wellen auf uns zu. Es fühlte sich für uns so echt an, als ob es real wäre. Danach fuhren wir durch die Jurassic-Park-Dinowelt-Kulisse, wo uns ein Tyrannosaurus Rex anbrüllte. Wir dachten, dass uns das Reptil mit Haut und Knochen zum Mittag verspeist. Der Tyrannosaurus wäre von uns allen satt geworden. Nach dem Dino-Abenteuer fuhren wir an einem Schaufenster mit Filmkostümen wie dem Kostüm der schrecklich bösen Cruella De Vil aus dem Film „101 Dalmatiner" vorbei. Als wir mit der Rundfahrt fertig waren, gingen wir wieder zur Haltestation und fuhren mit dem Shuttlebus bis zum Hotel Santa Fe. Dort angekommen gingen wir ins Bad, um Zähne zu putzen und zu duschen, wie immer bei der Abendroutine, dann fielen wir auch ins Bett.

An diesem Tag gingen wir ins Disney Village. Als wir ankamen, sah ich vor einem Café ein weiß-rotes Chevrolet Corvette C1 Cabriolet aus den 60ern mit Weißrandreifen und viel Chrom. Ich finde, so ein Oldtimer hat einfach viel Klasse, nicht wie die Newtimer-Plastikbomber mit viel Plastik. Nach dem Bestaunen des Klassikers gingen wir in den Fanshop, wo meine Eltern mir ein bedrucktes Shirt mit Goofy in einer Action-Kulisse kauften. Mein Bruder bekam ein Micky-Maus-Kuscheltier und meine Schwester hat nichts gefunden, was ihr gefiel, deshalb hat sie einen Eiffelturm-Schlüsselanhänger bekommen.

Nach dem Shoppen gingen wir gemütlich durch die Einkaufsmeile spazieren, mein Bruder wollte, dass die Micky Maus tanzte, er dachte, wieso tanzt die Micky Maus nicht so wie auf der Bühne.

Wir gingen in den Themenpark. Von der Main-Street-USA-Haltestation fuhren wir mit dem Zug durch das Frontier

Land, das Adventure Land, das Fantasy Land und als Letztes durch das Discovery Land. Nach der gemütlichen Zugrundfahrt durch den Disneyland-Themenpark kamen wir an der Main-Street-USA-Haltestation an. Von dort aus gingen wir in das Frontier Land zu einem alten grauen Haus mit dunklen Fenstern und schwarzen Dächern, es war spätabends. Wir gingen durch die Tür in den dunklen Raum mit leichtem Kerzenlicht, der Boden knackte. Es hingen gruselige Bilder an der Wand. Wir gingen zu einem großen Fahrstuhl im dunklen Gebäude, uns gruselte es schon, trotzdem stiegen wir in den Fahrstuhl. Der dunkle Fahrstuhl mit leichtem Kerzenlicht verschloss die Schiebetür, wir fuhren langsam hinab, der Fahrstuhl wurde immer dunkler und die Porträts veränderten sich von normal ins Gruslige, man sah ihre Knochenskelette.

Plötzlich ging die Schiebetür auf, wir waren im stockfinsteren Keller, dort im Keller war eine Geisterbahn.

Wir fuhren mit der Gondel durch die dunkle Bahn. Es gab Geister und Skelette mit Horrorstimmen, die uns alle erschreckten. Endlich war die gruslige Geisterbahnfahrt zu Ende. Nach der Geisterbahnfahrt gingen wir zur Disneyparade, es standen viele Menschen am Straßenrand. Die Star-Wars-Klon-Krieger mit dem Imperator Darth Vader, Wookiee mit Han Solo und die Jedis mit dem Laserschwert, die sie hin und her fochten. Micky Maus und Mini Maus gingen zusammen Hand in Hand durch die Parade, Cinderella trug ihr glitzerndes blaues Kleid, das Schloss als Paradewagen war in vielen bunten Farben beleuchtet. Ich passte durch jede Lücke, weil ich klein war, deshalb filmte ich mit der Videokamera meines Vaters. Als die abendliche Disneyparade zu Ende war, gab es ein riesiges buntes Feuerwerk über dem

Disneyschloss am Nachthimmel, das laut explodierte. Nach dem schönen Feuerwerk gingen wir zur Haltestation und fuhren mit dem Shuttlebus bis zum Hotel Santa Fe, wo wir abends vor Erschöpfung ins Bett fielen.

Am Morgen standen wir auf, duschten und putzten uns die Zähne. Nach der Morgenroutine gingen wir zum Frühstücksbuffet und aßen am üppig gedeckten Tisch gemütlich unser Frühstück. Als wir fertig waren, gingen wir auf unsere Zimmer, um unsere Koffer zu packen, wir packten unser gesamtes Gepäck ein. Nach dem Kofferpacken, an diesem letzten Tag in Disneyland Paris, wollten wir natürlich noch bleiben, aber unsere Zeit im Freizeitpark war leider schon zu Ende. Man soll eben immer aufhören, wenn es am schönsten ist. Vom Hotel Santa Fe fuhren wir mit dem Auto bis zur Tankstelle, um die Fahrzeuge zu tanken, danach fuhren wir auf der stark befahrenen Autobahn von Frankreich nach Deutschland zurück.

Am nächsten Morgen nach der langen Fahrt waren wir froh, dass wir zu Hause waren. Urlaub ist schön, aber auch anstrengend.

Meinen ersten Rollstuhl bekam ich von der Firma Jüttner aus Erfurt. Ich musste den Rollstuhl bei Ausflügen und Klassenfahrten immer mitnehmen. Nicht aus reiner Bequemlichkeit oder Langeweile musste ich mich von meinen Mitschülern in meiner grünen Römerkutsche kutschieren lassen. Es sei denn, sie wollten eine halbe Ewigkeit auf mich warten, bis ich hinterherkam. Irgendwie hat das Sinn, im Rollstuhl zu sitzen, weil man seinen Sitzplatz immer dabeihat. Für manche Menschen wird es als ein Luxus angesehen, aber es sitzt niemand aus Spaß im Rollstuhl oder weil er nicht laufen möchte. Mobilität hat nichts mit Luxus zu tun. Einen Ferrari zu besitzen, das ist Luxus, aber nicht im Rollstuhl sitzen und behindert sein.

In der vierten Klasse hat uns die Klassenlehrerin Frau Fuchs gesagt, dass wir ab der fünften Klasse eine neue Lehrerin bekommen und wir noch zusätzlich ein zweites Mal in ein anderes Schulgebäude umziehen müssten. Am nächsten Tag kam unsere nachfolgende Klassenlehrerin und wir machten eine Vorstellungsrunde. In der Runde hat sich zuerst unsere neue Klassenlehrerin mit ihrem Namen vorgestellt: „Ich heiße Frau Drößmar und werde ab nächstem Schuljahr eure Lehrerin sein." Wir packten alle Dinge für den Umzug von der Rosenstraße in die Rudolstädter Straße.

Nach den Sommerferien kam ich in die fünfte Klasse zu Frau Drößmar, natürlich hatten wir unsere Erzieherin Frau Kreitel, die mich schon ab der ersten Klasse begleitete. In einer Förderschule ist es anders als in einer Regelschule, wo es keine/n Erzieher/in gibt, sondern nur ein/e Klassenlehrer/in. Unsere Klassenlehrerin hat uns an diesem ersten Tag den neuen Klassenraum und den achtstündigen Stundenplan vorgestellt. Ich hatte endlich mal einen richtigen Schulranzen, den ich sogar selbst tragen konnte, voll mit Heften und Büchern.

Von der ersten bis zur fünften Klasse konnte ich normal und ohne fremde Hilfe laufen, ab der sechsten bis zur neunten konnte ich zwar langsamer, aber noch ohne fremde Hilfe laufen, aber Treppensteigen konnte ich nur mit Festhalten am Geländer. Mit dem schwer bepackten Schulranzen auf dem Rücken nahm ich immer den Personenaufzug, weil ich die Treppen nicht damit hochkam.

Als Kind wollte ich immer im Mittelpunkt stehen und der Coolste sein, darum war ich in einer Clique mit zwei Freunden und einer Menge anderer Jungs, die uns aus dem Wohnheim von Gehren kannten. Wir machten eine Mutprobe in einem kleinen Drogeriemarkt, wo wir Dinge mitgehen ließen. Einer hat den Kassierer an der Kasse abgelenkt, während wir ein paar Produkte einsteckten, die Beine in die Hand nahmen und so schnell wie möglich rannten – mit den vollgestopften Hosentaschen. Ich bin zwar nicht stolz darauf, was ich damals machte, aber wir machten eine Menge Blödsinn als Kinder.

Mit zwölf habe ich das erste Mal eine echte Zigarette probiert. Ich nahm von meinen Freunden die angezündete Kippe in den Mund und zog daran, bis ich sie vor lauter Husten wieder herausnahm. Ich wollte dazugehören, um nicht der einsame Verlierer zu sein. Als ich wieder nach Hause kam, roch meine Kleidung nach Zigarettenrauch und mein Vater fragte sofort, was hier so nach Rauch rieche. Ich antwortete; „Ach, gar nichts." Er sagte zurück: „Wie, gar nichts?! Du riechst doch nach Zigarettenrauch!" Zum Schluss gab ich dann doch zu, dass ich mit Freunden an einer echten Zigarette gezogen habe, darauf war die ganze Sache gegessen. Durch meine Erkrankung machten meine Muskeln nicht mehr so mit, wie ich das wollte, daher konnte ich nicht mehr mit ihnen mithalten. Sie dachten, ich wäre zu feige, dass es an meiner Muskelschwäche lag, wussten sie nicht, was mir aber im Moment egal war. Irgendwo war es auch gut so, dass ich nicht mehr bei dummen Sachen mitmachen konnte.

Im Winter 2003 bin ich mit meinem Vater zu seiner Arbeit nach Frauenwald gefahren, was im Thüringer Wald liegt. Als wir an seiner Arbeitsstelle ankamen, stellte er mir seine Kollegen vor. Ich aß gemeinsam mit ihm und seinen Kollegen am Pausentisch mein Frühstück. Nach der Pause zog sich mein Vater im Umkleideraum seine Winterarbeitskleidung an und ich zog mir meine Jacke über meine Skihose. Wir gingen in den meterhohen Schnee raus und ich schob gemeinsam mit meinem Vater den kalten und schweren Schnee mit der Schneeschippe. Den geschippten Schnee hat er allein zu einem Haufen gelegt, ich baute in den Haufen von Schnee eine Schneehöhle, durch die ich mich hindurchgrub wie ein Maulwurf. Als mein Vater die Wege vom Schnee befreit hatte, nahm er den Eimer mit dem Streugut und verteilt es auf den geräumten Wegen. Während mein Vater seinen Winterdienst machte, nahm ich einen Holzschlitten und zog ihn an der Zugleine den Hügel nach oben. Auf dem Hügel setzte ich mich auf den Schlitten, nahm Schwung mit beiden Händen und nahm plötzlich an Fahrt auf, während ich den Schlitten mit beiden Füßen lenkte. Die acht Stunden Arbeitszeit bei der Straßenmeisterei waren für mich schnell vergangen. Nach der Arbeit fuhr ich mit meinem Vater mit dem Auto nach Hause. Er arbeitete mehrere Jahre lang bei der Arbeitsbeschaffungsmaßnahme (ABM), die er von der Arbeitsagentur bekam.

Im Frühling machten wir einen Wochenendausflug mit der Familie des Freundes meines Vaters. Wir campten in einem Bungalow bei der Talsperre Kelbra. Am nächsten Morgen standen wir auf und ich ging gemeinsam mit meinem Vater zum Sanitärgebäude, um Zähne zu putzen und zu duschen. Nach der Morgenroutine machten wir gemeinsam Frühstück. Als wir mit dem Frühstücken fertig waren, sind wir zum Kyffhäuser-Denkmal von Kaiser Wilhelm auf dem Barbarossaweg gewandert. Mir taten zwar die Beine weh, aber ich ging langsam im Schritttempo bis zum Aussichtsturm, wo wir eine Pause auf einer Bank machten. Das tat meinen Beinen sehr gut, eine Pause einzulegen. Nach der Sitzpause gingen wir zum Aussichtsturm. Mit beiden Armen hielt ich mich an den Treppengeländern fest und ging in Begleitung meiner Mutter die Treppenstufen hinauf. Meine Schwester ist bis zur Hälfte des Turmes gestiegen, doch weiter hinauf konnte sie nicht, weil sie fürchterliche Höhenangst hatte, seit sie in der Schule von einem Baumhaus gefallen war. Deshalb ist sie die Stufen lieber wieder hinabgestiegen. Ich brauchte etwas länger als die anderen Besucher, um den Turm zu besteigen. Nach gefühlt tausend Treppenstufen kamen wir nach zwei Stunden beim Aussichtspunkt an. Dort oben sah ich ein Getreidefeld, in das ein Pferd in den Boden hineingetrampelt war. Die Aluhütchen-Träger glauben, dass es außerirdische Lebensformen waren, die solche Gebilde wie Kornkreise in Feldern abbilden können. Für alle Phänomene der Welt gibt es einfache Erklärungen. Wir leben im 21. Jahrhundert und nicht im Mittelalter, wo geglaubt wurde, dass die Erde eine Scheibe sei. Wegen des Irrglaubens wurden unschuldige Menschen von der Kirche als Hexen und Ketzer lebendig auf Scheiterhaufen verbrannt.

In der Schule machte ich trotz meiner Muskelerkrankung beim Sport mit. Ich bekam zwar keine Benotung wie meine Mitschüler, aber ich nahm trotzdem teil, auch wenn ich von den Noten befreit worden war. Beim Aufwärmen im Sportunterricht sagte meine Sportlehrerin in humorvoller Art zu mir, dass sie glaube, ich habe zu viele Gummibärchen gegessen, weil ich mich so stark dehnen konnte. Im Sportunterricht mochte ich das Spiel „Sturm, Wasser, Eis". Bei Sturm mussten sich alle flach auf den Boden legen, bei Wasser stellten sich alle auf eine Bank und bei Eis blieben alle erstarrt stehen. In Mathematik hatten wir eine strenge Lehrerin, die uns superstreng benotete. Mathematik war das Fach, das ich in der Schule am wenigsten mochte, bei dem ich kaum mitkam. Erst ab der fünften Klasse habe ich von meiner Klassen- und Deutschlehrerin das Schreibschriftschreiben gelernt, sonst konnte ich nur in Druckschrift schreiben. Meine Lehrerin hat zu mir gesagt, als ich auch endlich in Schreibschrift schrieb: „Du hast eine wunderschöne Handschrift." Ich war froh, dass ich nach langen Schreibübungen in Schreibschrift schreiben konnte.

In der Schule hatte ich auch Lieblingsfächer, aber nicht Mathematik und Deutsch. Mathematik war nie mein Lieblingsfach, mir fiel es sehr schwer wegen meiner Lernschwäche, aber das Allerschlimmste war die strenge Mathelehrerin, die ich überhaupt nicht mochte. Es lag aber nicht nur an meiner Lernschwäche und der Strenge der Lehrerin. Ich kann mich noch gut erinnern, wie ich vorne an der Schultafel stand. Wenn ich mich verrechnet habe, wurde ich von der gesamten Schulklasse ausgelacht. Anstatt dass einem gezeigt wurde, was man falsch machte, wurde man nur ausgelacht. Die Mathelehrerin war früher Lehrerin in einem Gymnasium, wo die Schüler keine Lernschwäche hatten, anders als in einer Förderschule.

Kunst war mein Lieblingsfach in der Schule. Ich kann mich noch gut daran erinnern, wie ich ein Drachenbild auf ein DIN-A4-Blatt mit schwarzer Zeichenkohle malte.

Die Finger waren zwar pechschwarz von der Kohle, aber es machte mir große Freude, weil ich dadurch entspannen und abschalten konnte. Ab der siebten Klasse hatten wir einen Kunstlehrer, der es mit der Perfektion genau nahm, als ich ein Bild von einem Hochhaus mit vielen Fenstern mit Bleistift zeichnete. Der Lehrer hat mein Kunstwerk schlechter bewertet, weil ich nicht wie Pablo Picasso zeichnete. Ich sagte zu meinem Kunstlehrer: „Ich bin doch kein Kopierer, der es perfekt ausdruckt."

An einem Tag, es war im Sommer, bin ich wie so oft in der Schule, wenn die Pausenglocke klingelte, auf den Schulhof gegangen, um meine Pause zu machen. Ich aß mein Pausenbrot zum Obst und trank meine Schokomilch aus dem Trickpäckchen mit einem Trinkröhrchen. Meine leere Brotdose gab ich meinem Klassenkameraden David, mit dem ich gemeinsam zur Pause auf den Schulhof ging.

Nachdem ich mein Pausenbrot gegessen und die Brotdose David gegeben hatte, wollte ich mit den Schülern auf dem Schulhof toben, als mich jemand beleidigte mit den Worten: „Du bist fett und kannst nichts." Auf seine Beleidigungen habe ich nicht reagiert, aber dann hat er mir gedroht und sagte: „Ich kann Judo." Das hat mich zwar nicht eingeschüchtert, aber nachdem er es nicht lassen konnte und mich schubste, habe ich dem Jungen, der zwei Köpfe größer war als ich, mit der rechten Faust in die Wange geboxt. Die gesamte Kraft, die ich aus der Hüfte und der Schulter nahm, übertrug sich auf den Faustschlag. Der Typ fiel, obwohl er so groß war, durch die vielen Faustschläge zu Boden. Ein Glück war da, wo er hinfiel, ein Busch. Nachdem ich vom Schulhof an meinem Klassenraum ankam, waren da drei Schüler aus der 5b und der Junge, der in der ersten Runde k. o. ging. Er stand heulend wie ein Schlosshund in der Klasse, es liefen so viele Tränen von seinem Gesicht, dass man den Boden damit hätte wischen können. Die drei Schüler verteidigten das Unschuldslamm, obwohl er damit angefangen hat.

Deswegen musste ich beim Direktor antanzen, aber nicht mit Capoeira. Ich erklärte dem Direktor, was wirklich auf dem Schulhof geschehen war. Er konnte es nicht glauben, dass so ein kleines Kerlchen wie ich jemanden, der zwei Köpfe größer war, außer Gefecht setzen konnte. Doch schließlich glaubte der Direktor mir doch, beließ es bei einer Verwarnung und verzichtete auf einen Verweis.

Wie jeden Sommer fand das Sportfest der Emil-Petri-Schule statt und trotz meiner Muskelerkrankung nahm ich daran teil. Als ich noch nicht im Rollstuhl saß, machte ich bei den meisten Disziplinen mit, wie bei der Weitwurfdisziplin, wo man jeweils mit drei Bällen werfen durfte. Ich nahm einen Ball in die rechte Hand und streckte sie nach hinten, damit ich den Ball so weit wie möglich werfen konnte, doch es war nicht der weiteste Wurf. Ich konnte den Ball nicht weiter als fünf Meter werfen. Die Linienrichter am Wurffeldrand maßen meine Bestleistung mit dem Maßband.

Nach dem Weitwurf ging ich zum 100-Meter-Lauf. Ich stellte mich auf meiner Laufbahn in Startposition auf, ein Starter hielt die Startklappe in beiden Händen nach oben gestreckt, und als die Klappe knallte, rannte ich, so schnell ich konnte, los. Am Ziel kam ich zwar erschöpft an, trotzdem war ich auf meine Meisterleistung ganz stolz, auch wenn ich nicht der Allerschnellste war.

Nach dem 100-Meter-Lauf ging ich zur Weitsprungdisziplin. Ich stellte mich auf meine Laufbahn, nahm kräftig Anlauf und rannte so schnell wie möglich los. An der Sprunglinie sprang ich ab und landete mit beiden Beinen in der Sprunggrube mit Sand. Die Linienrichter maßen meine Sprünge mit dem Maßband. Obwohl ich nur zwei Meter gesprungen war, war es mir egal. Ich leerte meine Sportschuhe mit dem Sand aus der Sprunggrube und die Linienrichter machten für den nächsten Springer mit dem Sprunggruben-Glätter den Sand glatt. Nach den ganzen Disziplinen legte ich eine Pause ein. Ich setzte mich auf den Rasen des Fußballfelds, wo an diesem Tag kein Fußball gespielt wurde. Ich sah meine Lehrerin mit einem Schüler der sechsten Klasse, die sie unterrichtete. Ein großer Typ mit athletischem Körper, der auch sehr gute sportliche Leistungen hatte – natürlich nicht mit meiner mittleren Sportleistung zu vergleichen.

Nach der Pause ging ich gemeinsam mit meinen Klassenkameraden zur Siegerehrung. Der Typ mit der Meisterleistung stand auf dem Siegerpodest des ersten Platzes und bekam eine Goldmedaille.

Für meine sportliche Leistung stand ich auch auf dem Siegerpodest des dritten Platzes und bekam meine Bronzemedaille. Ich war sehr zufrieden, dass ich nicht mit leeren Händen vom Platz ging. Platz 3 ist Platz 1 des kleinen Mannes.

Als ich nachmittags zu Hause war, zeigte ich meinen Eltern meine Medaille, die ich stolz am Hals trug. Es geht nicht immer darum, die Nummer 1 zu sein, es geht darum, das Beste aus dem zu machen, was man kann.

Im März 2004, es war ein warmer, sonniger Frühlingstag mit strahlend blauem Himmel, fuhren wir mit dem Auto zu Freunden in den Garten. Als wir dort ankamen, haben wir uns auf einen Spaziergang vorbereitet. Wir gingen durch den Wald bis zum Flugplatz, beim Laufen taten mir die Beine weh, denn ich konnte nur kurze Wege laufen. Fliegen ist schöner.

An diesem Tag wollte ich unbedingt mit einem Ultraleichtflugzeug fliegen, doch mein Vater hatte nicht genug Geld dabei, weshalb meine Schwester und ich nicht beide fliegen konnten. Meine Schwester hat darauf verzichtet, sodass ich fliegen konnte. Na, selbstverständlich bin ich nicht ganz allein geflogen, sondern mit einem Piloten. Mein Vater hat mich ins knallgelbe Flugzeug gesetzt. Bevor es losging, hat er noch ein Foto von mir im Flugzeug geschossen. Der Pilot verschloss die Tür der Maschine und ich bekam einen schönen Flugkopfhörer aufgesetzt. Nicht zur Schönheit, sondern er sorgte dafür, dass man sich verständigen konnte, denn sonst hörte niemand etwas durch das Gedröhne der Motoren. Er startete die Maschine mit Ach und Krach und dann ging es los durch die Lüfte. Die Aussicht war atemberaubend. So frei wie ein Vogel am Himmel, so konnte ich mich für einen Moment frei wie der König der Lüfte fühlen und die ganzen Sorgen vergessen.

Als ich in der Luft war, sah ich die stark befahrene A71 von oben. Dann flog die Maschine über ganz Ilmenau. Mit meinem Fotoapparat fotografierte ich die atemberaubende Aussicht von oben. Dann flog der Pilot mit mir nach Pennewitz zurück. Er setzte die Maschine zur Landung an. Mit einem leichten Ruckeln landete die Maschine sicher auf der Landebahn. Als ich wieder Boden unter den Füßen hatte, fühlte ich mich wieder wie ein Mensch. Vom Flugplatz sind wir in den Garten zu unseren Freunden gegangen. An diesem Tag war es anders als sonst, wir grillten Thüringer

Rostbratwürste und Rostbrätel auf dem Grill. Es dauerte nicht mehr lange und das Essen war fertig, der Tisch war mit Salaten, gegrilltem Fleisch und Bratwurst gedeckt. Wir aßen das Gegrillte mit ordentlich viel Senf und Ketchup. Als dann unerwartet das Handy unseres Vaters klingelte, bekamen wir die traurige Nachricht, dass unser geliebter Opa von uns gegangen war. Das war ein großer Schock für uns alle, wir konnten keinen Bissen mehr runterkriegen. Wir fuhren sofort nach Hause zu unserem Opa. Als wir dort ankamen, öffnete unsere Oma weinend die Tür. Es war schrecklich, den leblosen Körper im Bett liegen zu sehen, mit den leeren Augen, die nach vorne schauten.

Vor ein paar Tagen hatte ich meinem Opa mit der Schnabeltasse noch zu trinken gegeben, aber jetzt war er von uns gegangen. Er starb an Krebs, der im ganzen Körper gestreut hatte. Als mein Opa noch lebte, fuhr mein Vater ihn nach Suhl ins Krankenhaus, dort sah er andere Menschen, die auch an Krebs erkrankt waren, so sah er viele leidende Menschen, die sich quälten. Ab da an hatte er meinen Eltern gesagt: „Ich möchte nicht mehr ins Krankenhaus und mich sinnlos quälen lassen, bis ich sterbe, lieber möchte ich zu Hause im Bett friedlich einschlafen." Man soll die geliebten Menschen, die nicht mehr leben, so in Erinnerung behalten, wie sie waren, als sie noch lebten.

In den Sommerferien fuhren wir an die Ostsee nach Rügen. Wir fuhren mit dem Auto ungefähr 700 Kilometer bis zum Campingplatz Göhren bei Baabe und warteten im Wagen, bis meine Eltern mit der Anmeldung am Zeltplatz fertig waren. Mein Vater parkte das Auto auf einem Parkplatz neben dem Zeltplatz. Wir bauten zuerst das Sechs-Personen-Zelt auf. Meine Eltern holten das Innenzelt und die Zeltstangen aus der Tasche, steckten die Stangen an der Vorrichtung des Innenzelts an, damit es stabil zusammenhielt. Ich steckte die Metallzeltheringe in die Halteverbindung und rammte sie in den Rasenboden, damit das Zelt durch einen Windzug nicht fliegen lernte. Meine Schwester spannte die Außenzeltplane über das Innenzelt, damit es nicht in das Zelt regnete. Nach dem Zeltaufbau gingen wir einkaufen, um etwas für Frühstück, Mittag- und Abendessen zu haben. Als wir vom Einkaufen zurückkamen, grillte mein Vater mit seinem Freund auf dem Campinggrill, der mit Grillkohle vorgeheizt wurde. Erst danach haben sie Bratwurst und Fleisch draufgelegt. Meine Mutter und die Frau vom Freund meines Vaters deckten den Campingtisch mit Plastikgeschirr, Besteck und Zellstoff-Servietten. Ich ging mit meiner Schwester und meinem Bruder auf den Spielplatz, der Sohn vom Freund meines Vaters kam mit seiner kleinen Schwester, die ein Jahr jünger als mein Bruder war, mit auf den Spielplatz des Campingplatzes. Als wir mit unseren zwei kleinen Geschwistern vom Spielen kamen, setzten wir uns an den gedeckten Tisch auf die Campingstühle. Bei schönem Wetter aßen wir draußen vor dem Zelt, nach dem Essen räumte meine Mutter den Tisch ab. Das Geschirr wuschen meine Schwester und meine Mutter mit dem Besteck im Waschbecken – mit ordentlich viel Geschirrspülmittel und Wasser. Ich trocknete das nasse Geschirr, das mit dem Besteck gewaschen wurde, mit einem Geschirrtuch ab. Mein Vater und sein Freund reinigten den benutzten Grill. Am nächsten Tag frühstückten wir und fuhren danach mit dem Auto zum Schifffahrtsmuseum nach Sassnitz. Im Museum gingen wir in ein echtes Marine-U-Boot. Es hat mich sehr viel Anstrengung gekostet, die

Stufen nach unten zu gehen. Wir sahen uns den Maschinenraum mit den großen Dieselmotoren an. Die runden Luken konnte ich mit Mühe überwinden. Als wir mit der U-Boot-Führung fertig waren, musste ich natürlich die Stufen wieder hoch, es war für mich schon anstrengend genug, die gemeinen Stufen hochzusteigen. Das Schlimmste ist, wenn ungeduldige Menschen nicht warten konnten, weil es für sie nicht schnell genug ging. Als ich endlich oben beim Ausgang war, fühlte es sich für mich so an, als hätte ich den Mount Everest bis zur Gipfelspitze bestiegen. Am letzten Tag des Campingurlaubs, als wir vom Strand kamen, hat es stark gewittert und geregnet. Mein Vater und meine Schwester haben das Wasser von unserem Zelt mit Klappspaten weggeschaufelt, damit die Wassermassen nicht ins Zelt flossen. Wir waren so durchnässt, dass wir nach Hause fuhren.

Im Frühling 2005 waren mein Bruder und ich zum ersten Mal mit unserem Vater im Krankenhaus. Wir sind mit ihm im Auto in die Helios Klinik nach Erfurt zu unserer dreitägigen Untersuchung auf der Kinderstation gefahren. Am ersten Tag haben sie uns in unserem Dreibettzimmer untergebracht. Zum Glück hatten wir Radio und TV im Zimmer, damit wir uns nicht so schnell langweilten. Als wir uns eingewöhnt hatten, mussten wir zwei, mein Bruder und ich, zu unserer Erstuntersuchung ins Untersuchungszimmer. Dort haben die Krankenschwestern mit einer Kanüle und drei Blutröhrchen Blut zur Probe entnommen. Nach der Untersuchung haben wir unser verdientes Mittagessen bekommen, danach gingen wir durch das Klinikgelände spazieren, und schon war der halbe Tag vorbei. Am zweiten Tag haben sie uns zum Elektrokardiogramm (EKG) zur Überprüfung der Herzfunktion geschickt. Nach dem EKG hörte der Arzt mit dem Ultraschallgerät unsere Herztöne ab und sah sich die Herzkammern am Monitor an. Als wir mit der zweiten Untersuchung fertig waren, sind wir wieder auf die Kinderstation in unser Zimmer. Bis das Mittagessen um 12 Uhr da war, schauten wir Fernsehen.

Nach dem Mittagessen gingen wir zum Lungenfunktionstest, wo uns zuerst Blut am Ohr für die Bestimmung der Blutgaswerte entnommen wurde. Als Letztes mussten wir in einer Glaskabine in ein Röhrchen pusten, um die Lungenkraft zu messen. Als wir mit den ganzen Untersuchungen fertig waren, sind wir ins Spielzimmer auf der Kinderstation gegangen. Dort hatten wir eine Brio-Bahnstrecke aus Holzschienen für die Züge und Wagons gebaut, mein Bruder hatte viel Freude mit uns beim Bauen. Nach dem Spielen war es schon Abend geworden, wir bekamen unser verdientes Abendbrot auf dem Zimmer und ruckzuck war der Tag im Flug vergangen. Am letzten Tag des Klinikaufenthalts standen wir um 6 Uhr morgens auf, haben geduscht und Zähne geputzt, und schon war unser Frühstück da. Die Krankenschwester sagte zu unserem Vater, wann der Arzt mittags zur Visite kommt. Erst nach der Visite konnten wir das Krankenhaus verlassen. Bis die Visite kam, schauten wir Fernsehen. Als endlich die Visite für uns beide vorbei war, sind mein Bruder und ich mit meinem Vater mit dem Auto nach Hause gefahren.

Mit Tante, Vater, Bruder und Schwester ging ich an einem sonnigen Frühlingstag spazieren. Von der Pörlitzer Höhe aus gingen wir auf dem Fußgänger- und Radweg am Sportplatz vorbei, dann am Kreisel rechts über die Straße am

Autohaus vorbei, weiter bis zum Busbahnhof und von dort gingen wir am Stollen auf dem Fußgänger- und Radweg bis zur Schwimmhalle am Stollen. Von der Schwimmhalle gingen wir auf einem Wanderweg Richtung Schortetal. Meine Schwester ging mit meiner Tante, während ich auf einer Bank eine kleine Sitzpause einlegte, damit die Waden sich wieder lockerten. Meine Tante und meine Schwester pflückten Margeriten von der Wiese, flochten sie zu Blumenkränzen und setzten sie sich als Kopfschmuck auf. Als ich mich von der Bank aufsetzte, gingen wir über den Wanderweg durch den Wald mit Nadelbäumen, die im Wind wehten und nach Kiefernnadeln rochen. Nach dem langen Weg machten wir eine Besichtigung beim Schaubergwerk „Volle Rose". Wir setzten uns mit Grubenhelmen auf dem Kopf auf Wagons der Grubenbahn. Meine Tante wusste nicht, was jetzt geschah, als plötzlich die Grubenbahn mit Krach in einen Bergstollen hineinfuhr. Sie umklammerte vor Angst einen Mann, der vor ihr saß. Als die Bahn zum Stehen kam, war sie erleichtert. Im Stollen erklärte uns ein Bergführer, dass damals Erz abgebaut wurde. Nach der Bergführung fuhren wir mit der Grubenbahn – aber diesmal rückwärts – raus. Meine Tante schimpfte mit meinem Vater: „Du bist doch verrückt, du hättest mir auch vorher Bescheid sagen können, dass wir mit dieser Bahn in den Stollen fahren!" Nachdem wir das Schaubergwerk besichtigt hatten, gingen wir den ganzen Weg wieder nach Hause.

Das Schwimmen lernte ich 2006, als unsere Verwandtschaft aus Rumänien zu Besuch kam. Es war in dem Sommer, als die Weltmeisterschaft in Deutschland stattfand. Mit meinem Cousin Dragos ging ich jeden Tag ins Freibad am

Hammergrund. Wir übten erst im Nichtschwimmerbecken – die Arme in Froschbewegung und die Beine in Paddelbewegung. Ich schwamm mit meinem Cousin im Wasser wie ein Delphin. Wir beide waren Nichtschwimmer, die das Schwimmen lernen wollten. Wir übten so lange, bis wir gut schwimmen konnten. Einige Tage später gingen wir ins große Schwimmbecken und schwammen am Rand des Beckens, damit wir uns halten konnten und nicht wie Bleienten untergingen. Ertrunken sind wir zum Glück nicht, weil wir schon gut schwimmen konnten. Nach dem Schwimmen gingen wir zu unserem Liegeplatz, um unsere Sachen zusammenzupacken. Wir duschten uns in der Dusche mit Duschgel und Wasser ab. Nach dem Duschen ging ich in meine Umkleidekabine und zog mich um. Als wir beide fertig umgezogen waren, gingen wir Richtung Heimweg. Als wir Richtung Universität gingen, ist plötzlich ein junges blondes Mädchen, die ihr Fahrrad schob, gegen ein Schild gelaufen. Ich glaube, sie war von der Schönheit meines Cousins geblendet, deswegen lief sie mit ihrem Fahrrad gegen das Schild.

Aus dem Schwimmbad hatte ich mir Warzen geholt, die sich an den ganzen Füßen und Fingern ausbreiteten. Wir gingen zur Kinderärztin Frau Dr. Flach. Ich musste zwölf Stufen bis zur ersten Etage hochsteigen, weil es weit und breit keinen Aufzug gab. Nach einer gefühlten Ewigkeit kamen wir in der Praxis an. Meine Mutter meldete mich an der Anmeldung an und legte der Kinderkrankenschwester meine Krankenkarte vor. Ich wartete mit meiner Mutter im Wartebereich, bis ich aufgerufen wurde. Als ich von der Ärztin aufgerufen wurde, stand ich auf und ging zum Untersuchungszimmer. Nachdem ich mir die Socken ausgezogen hatte, zeigte ich ihr, was ich an den Füßen hatte. Sie sagte zu mir, dass es Warzen seien, weshalb sie uns eine Überweisung zum Hautarzt gab. Nachdem wir die Überweisung von der Ärztin bekommen hatten, machte meine Mutter für mich einen Termin bei der Hautärztin Frau Dr. Bischoff. Nach der Schule gegen Nachmittag fuhr mich meine Mutter zum Hautarzt. Vom Parkplatz, der gegenüber dem Krankenhaus lag, gingen wir gemeinsam ins Ärztehaus, das rechts gegenüber dem Krankenhaus lag. Als wir das Gebäude betraten, stieg ich mit meiner Mutter in den hölzernen nostalgischen Aufzug, der uns in die erste Etage fuhr. Vom Aufzug aus gingen wir gemeinsam nach links in die Hautarztpraxis, es ging durch eine Glastür hindurch.

Ich setzte mich auf den Stuhl im Wartebereich, während mich meine Mutter an der Anmeldung anmeldete. Ich saß im Wartebereich und sah mir die weißen Wände an, die mit Bildern dekoriert waren. Eine gefühlte Ewigkeit später kam ich dran. Im Untersuchungszimmer hat sich die Ärztin mein warziges Problem an meinen Füßen und Fingern angesehen. Ich ging mehrmals zum Hautarzt, wo die Hautarztschwestern meine Warzen behandelten. Bei der Fußbehandlung nahm mir eine Schwester die Pflaster von meinen Füßen ab, die mit der Warzensalbe behandelt wurden. Zum Glück machte ich zu Hause ein Fußbad, bevor ich zum Hautarzt ging, sonst wäre die Schwester vor Fußgeruch umgefallen, denn die Füße rochen durch die Warzen noch strenger nach Schweiß. Die Schwester schabte mir die verwarzte Haut mit dem Hautschaber ab, die Finger wurde mit Eisspray vereist. Die Behandlung der Warzen am Finger schlug an, nur die Behandlung der Warzen an den Füßen schlug nicht so gut an. Weil die Behandlung an den Füßen nicht anschlug, überwies mich die Hautärztin Frau Dr. Bischoff ins Uniklinikum nach Jena, wo die Warzen an den Füßen weiterbehandelt wurden. Mein Vater musste mit mir und meiner Mutter, die mich oft bei Arztbesuchen begleitete, jeden Tag von Ilmenau nach Jena fahren. Meine Mutter meldete mich an der Anmeldung an und wir warteten im Wartebereich, bis ich aufgerufen wurde. Zuerst wurde ich befragt und an den Füßen untersucht.

Von der Anmeldung in der ersten Etage stieg ich im Treppenhaus Stufe für Stufe nach oben. Meine Beine fühlten sich an, als hätte ich schwere Gewichte getragen, als ich endlich mit großer Erleichterung bis in die vierte Etage kam. Ich musste zu einem Hörsaal des Uniklinikums. Dort im Saal setzte ich mich auf einen Stuhl und zog mir beide Socken aus, während eine Gruppe junger Ärzte und Studenten in weißen Kitteln sich meine Warzen an den Füßen ansah. Es fühlte sich für mich so an, als sei ich eine fremde Lebensform aus der fernen Galaxie. Am nächsten Tag wurde ich behandelt. Es ging diesmal in die dritte Etage zur Tagesklinik, wo ich angemeldet war. Ich wartete im Wartebereich, bis ich aufgerufen wurde. Im Behandlungszimmer setzte ich mich auf den Behandlungsstuhl. Die Schwester zog mir die Socken aus, nahm die Warzenpflaster von den Füßen und legte meine Füße für zehn Minuten in ein warmes Fußbad. Danach nahm sie mir den rechten Fuß aus der Schüssel. Mit einem Hautschaber nahm mir die Schwester die verwarzte Haut ab. Nach dem Schaben cremte sie mir meinen Fuß in Gummihandschuhen mit Salbe ein. Dann nahm sie den linken Fuß aus der Schüssel und behandelte ihn. Meine Füße wurden mit Salben, Elektrolyten und Solar behandelt.

Nach der zweijährigen Warzenbehandlung mit Salben, Fußbädern und Hautschaben waren die Warzen weg. Wegen des Cortisons, das ich einnehmen musste, habe ich eine Immunschwäche, wodurch man schneller als ein gesunder Mensch erkrankt. Nach dem Arztbesuch im Uniklinikum Jena gingen wir in die Goethe Galerie, um einzukaufen. In der Galerie kauften wir bei einem Discounter ein, die Einkäufe aus dem Wagen packten wir ins Auto. Nach dem Einpacken ging ich weiter, um den Einkaufswagen zurückzubringen. Meine Mutter traf zufällig die Klassenlehrerin meines Bruders. Während sie mit ihr sprach, schob ich den leeren Einkaufswagen zum Discounter in den Einkaufswagenstellplatz, wo ich den Wagen abstellte. Ich sackte plötzlich wie ein Sack zusammen und fiel zu Boden. Man sackt einfach zusammen, weil die Muskeln auf einmal aufhören, zu funktionieren. Ein Glück war beim Laden ein Schaufensterbrett, an dem ich mich hochdrücken konnte. Ich stand auf und ging zu meiner Mutter, die mich fragte, wo ich denn so lange war. Ich sagte, dass ich beim Einkaufswagenstellplatz hingefallen bin.

KUR KREISCHA

Im September 2006 bin ich mit meinem Bruder und meiner Mutter zur ersten Kur nach Kreischa bei Dresden in Sachsen gefahren. Mein Vater hat uns mit dem Auto dorthin gebracht. Als wir bei strahlendem Wetter in der Kinderklinik der Klinik Bavaria ankamen, mussten wir dort in der Reha das Aufnahmegespräch machen, damit wir aufgenommen werden konnten.

In der Klinik wurde uns das Doppelzimmer mit Gemeinschaftsbad gezeigt. Meine Mutter und mein Bruder schliefen zusammen in einem Zimmer und ich schlief in einem anderen Zimmer alleine. In der Kur machten wir Physio- und Ergotherapie und während der Woche gingen wir zur Schule. In der Ergotherapiestunde habe ich meinem Bruder ein Seidentuch mit Winnie-Puuh-Motiven bemalt. Alle Freunde von Puuh, dem Bär, waren darauf abgebildet, wie Tiger, Ferkel, Rabbit und I-Aah. Erstens habe ich das Seidentuch in einen Holzrahmen eingespannt. Zweitens habe ich eine Papiervorlage unter dem Seidentuch mit Stecknadeln befestigt. Drittens habe ich mit einem schwarzen Konturenstift die Konturen der Unterlage abgezeichnet. Viertens habe ich das Seidentuch mit Farbe ausgemalt. Fünftens habe ich das Seidentuch im Holzrahmen von der Farbe trocknen lassen.

Als Letztes habe ich das bemalte und getrocknete Seidentuch von dem Holzrahmen entfernt.

Im Sportraum habe ich auf dem Fahrradtrainer meine Beine bewegt, danach habe ich am MOTOmed meine Arme wie bei einem Handbike nach vorne und hinten bewegt. Ich habe meinen Physiotherapeuten gefragt, ob ich auch an der Kabelzugstation Übungen machen dürfte, aber er sagte, dass Übungen mit Gewichten die Muskelzellen schwächen würden. Aber Muskeln können sich eigentlich nicht abbauen, wenn man sie trainiert. Nach den Therapien gingen wir auf den Spielplatz oder in den eigenen Tiergarten, wo es Meerschweinchen, Kaninchen und das Hängebauchschwein Gunnar gab, den wir oft mit übriggebliebenem Essen fütterten. Ich machte einen Spaziergang mit meiner Mutter und meinem Bruder, der auf dem Dreirad fuhr. Wir gingen von der Kinderklinik, die auf dem Berg stand, bis in die Stadt, dort gingen wir in den Kurpark.

Nach dem Parkbesuch gingen wir einkaufen. An einem Wochenende sind wir mit dem Bus zum Ausflug ins Kino nach Dresden gefahren. Wir sahen uns „Cars“ auf der Kinoleinwand an. Der rote Renntruck Mack wollte den roten Lightning McQueen zu einer NASCAR-Strecke fahren, doch während des Transports ging er auf der Route 66 verloren. Ich fand es lustig, als McQueen und der Abschlepptruck Hook in der Nacht Trekker Schrecker auf der Weide spielten, auf der die Traktoren schliefen. Vor lauter Schreck sind die Traktoren auf den Rücken gefallen und pupsten. Beim letzten NASCAR-Rennen fuhr McQueen gegen seine Rivalen The King und Chick Hicks auf der Las Vegas Motor Speedway und gewann.

An einem kalten dunklen Wintertag 2007 bin ich mit meinem Fahrrad, das mir mein Opa geschenkt hatte, gefahren. Ich fuhr mit dem Fahrrad vor dem Block, bis mich eine starke Windböe erwischte und ich dabei mein Gleichgewicht verlor – bum, fiel ich auf meinen linken Arm. Meine Freunde sahen mich in der Dunkelheit mit dem Fahrrad auf der Straße vor dem Block liegen, ein Glück sahen sie mich dort. Am nächsten Tag, das war an einem Montag, fuhr meine Mutter mich mit dem Auto zur Ilm-Kreis-Klinik. Sie parkte das Fahrzeug auf dem Parkplatz und ich stieg alleine von der Beifahrerseite aus. Meine Mutter hielt mich am rechten Arm fest, weil es sehr windig an diesem kalten Tag war. In der warmen Jacke hielt ich meinen linken Arm in der Armbandage verbunden. Wir gingen über die Straße bis zur Klinik zu Frau Dr. Ebling im Ärztehaus, die meinen linken Arm untersuchte und mich gleich zum Röntgen schickte. Nach dem Röntgen gingen wir zur Ärztin, die uns die Röntgenaufnahmen zeigte. Auf dem Bild sah man, dass das Schlüsselbein nur angebrochen war. Ich bekam eine schöne Armschlinge angelegt, damit ich meinen Arm schonen konnte. Wir gingen aus dem Ärztehaus in die Kälte raus, wo ein starker Wind ging. An diesem Tag tobte der Orkan Kyrill, der deutschlandweite Schaden anrichtete. Bei uns auf dem Lindenberg und Kickelhahn hatte der Wind viele Nadelbäume entwurzelt. Weil die Nadelbäume so oft bei Sturm umfielen, wurde aus dem Nadelwald ein Mischwald, in dem robuste Laubbäume mit den weniger robusten Nadelbäumen zusammenstehen. Obwohl ich meine Armschlinge am Arm trug, nahm ich meine linke Hand aus der Schlinge, damit ich mit dem kabellosen Controller von Logitech an der Playstation 2 spielen konnte. Ich sollte eigentlich meinen Arm schonen und nicht damit an der Spielekonsole Videospiele spielen.

Als ich mein neuntes und letztes Schuljahr in der Rudolstädter Straße beendet hatte, fragte unsere Erzieherin Frau Kreitel am letzten Schultag, wer unser Klassenmaskottchen Teddy Tom behalten möchte. Keiner wollte ihn mitnehmen, deshalb habe ich den schwarz-weißen Teddybär Tom, der mich von der ersten bis zur neunten Klasse begleitete, mitgenommen. Nun sitzt der Teddybär auf dem Ehrenplatz im Regal bei meinem Bruder im Zimmer. Früher durften wir das Klassenmaskottchen Teddy Tom übers Wochenende abwechselnd mit heimnehmen.

Ich feierte die Neunte-Klasse-Abschlussfeier in der Stadthalle Arnstadt bei der Bowling-Anlage. Ich spielte zusammen mit meinen Schulkameraden Bowling. Ich nahm meine Bowlingkugel in die Hand, steckte drei Finger in die Kugel und rollte sie leicht bis zu den zehn Kegeln, die im Dreieck standen.

Ich hätte kaum zehn Pins mit der Kugel umstoßen können, aber auch fünf Kegel umstoßen ist besser als nichts. Die Miriam aus meiner Klasse bowlte am besten, sie stieß immer alle zehn Pins um. Für jemanden, der nicht im Bowlingverein spielt, ist das eine super Leistung. Wir spielten nur aus Spaß und Freude. Nach dem Bowlen gingen wir in die Stadtbrauerei zum Brauhaus-Restaurant und unterhielten uns über unsere Schulzeit. Bei der Abschlussfeier waren meine Schulkameraden Christine, Nancy, Miriam, Christina, David, Tobias, Marcel, unsere Erzieherin Frau Kreitel und Lehrerin Frau Drößmar.

Im Sommer habe ich in Absprache mit Frau Dr. Bohne die Medikamentenumstellung begonnen, weil ich nicht mehr lange so fett und rund wie ein Michelin-Männchen sein wollte. Ich nahm erst zehn Tage zwei Tabletten, dann zehn Tage eine Tablette, zehn Tage eine halbe Tablette, zehn Tage eine Achtel Tablette und dann hatte ich zehn Tage eine Pause mit den Tabletten. Erst als wir schleichend die Cortison-Dosis gesenkt hatten, nahm ich das Cortison in Zehn-Tages-Schritten ein: zehn Tage drei Tabletten einnehmen und zehn Tage Pause. Man kann die Cortison-Dosis nicht auf einmal absetzen, sondern nur schleichend.

Am Freitagnachmittag bin ich mit meinem Vater mit der grün-weißen Süd-Thüringen-Bahn (STB) von Ilmenau bis Arnstadt gefahren. Vom Südbahnhof sind wir bis in die Rudolstädter Straße in die Emil-Petri-Schule zur Neunte-Klasse-Abschlussfeier gelaufen. Wir saßen in der Aula auf unseren Sitzplätzen mit unseren Eltern und den Schulabgängern. Endlich, nach langem Sitzen, wurde ich von meiner Klassenlehrerin Frau Drößmar auf die Bühne gerufen, wo ich mein Zeugnis mit einer Engelsfigur und einer gelben Rose erhalten habe. Als alle Schulabgänger auf der Bühne ihre Zeugnisse und Präsente bekommen hatten, war es schon Abend geworden. Ich und mein Vater saßen mit der Klassenlehrerin, der Erzieherin und meinen Klassenkameraden am selben Tisch, wo wir gemeinsam aßen, tranken und feierten. Um 20 Uhr bin ich von der Abschlussfeier von der Rudolstädter Straße mit meinem Vater bis zum Südbahnhof gelaufen, um 20:45 Uhr sind wir mit der STB nach Ilmenau zurückgefahren. Um 21:15 Uhr sind wir am Bahnsteig Ilmenau Pörlitzer Höhen ausgestiegen und nach Hause gelaufen.

Zu meinem siebzehnten Geburtstag habe ich meine Schwester zum Essen in ein Asia-Restaurant eingeladen. Die Treppen dort konnte ich mit Mühe alleine hochsteigen, aber nur mit Festhalten am Geländer. Trotz Anstrengung machte es mir nichts aus. Das Restaurant war schön eingerichtet, im asiatischen Stil. Wir setzten uns an den Tisch, um zu bestellen. Meine Schwester und ich bestellten Pekingente mit Reis und Gemüse, zum Trinken gab es Cola. Bis das Essen serviert wurde, hat es ein wenig gedauert. Wir hatten die Glückskekse mit den Glückssprüchen mit großer Freude geöffnet und aßen sie auf – natürlich nicht die Sprüche, sondern die Kekse. Dann wurde auch schon das auf Tellern angerichtete Essen serviert. Der Kellner servierte uns noch den Reisschnaps Sake. Wir haben versucht, mit Essstäbchen zu essen, traditionell wie in Asien. Der Tag mit meiner Schwester im Restaurant war schön.

OBERSCHENKELBRUCH

Im Sommer 2007 ging ich wie gewohnt zu meiner Physiotherapie in die Stadt. Dort machte ich zweimal in der Woche meine Therapie. An diesem Tag war aber alles anders, ich hatte meine Übung, die ich oft in der Therapie am Stepper machte. Ich durfte nicht mit Turnschuhen in den Turnraum, deshalb habe ich mit Socken meine Übung gemacht. An diesem Freitag bin ich mit den Socken vom Stepper abgerutscht, knacks, brach ich mir meinen rechten Oberschenkel wegen dieses blöden Hinweisschilds „Bitte keine Turnschuhe im Turnraum tragen, damit das gute Parkett nicht zerkratzt wird". An diesem Tag wollten meine Eltern Glasnudeln mit Putenfleisch und Asia-Gemüse kochen, am Samstag wollten wir in den Europapark nach Rust.

Daraus wurde nichts, denn ich brach mir meinen Oberschenkel. So schnell kann es gehen und dein Tag ist gelaufen. Die Physiotherapeutin rief den Krankenwagen. Wenige Minuten später kam dieser mit lautem Martinshorn und Blaulicht. Mit der Trage kamen die Notärzte nicht durch den engen Flur der Praxis. Deshalb haben sie mich mit dem Tragetuch bis zum Krankenwagen getragen. Meine Mutter durfte mich bis ins Krankenhaus begleiten.

Der Krankenwagen fuhr mit Blaulicht und lautem Tatütata. Durch den Oberschenkelbruch spürte ich jedes Schlagloch der Straße. Sie fuhren uns nach Ilmenau ins Ilm-Kreis-Klinikum. In der Notaufnahme nahmen mir die Schwestern Blut ab, damit sie meine Blutgruppe und den Infektionswert feststellen konnten. Mein rechter Oberschenkel wurde mit einem mobilen Röntgenapparat geröntgt. Als das Röntgenergebnis da war, wurde die Diagnose spiralförmiger Oberschenkelknochenbruch gestellt. Danach hat mich der Grobian-Chefarzt am Oberschenkelknochen untersucht, er renkte mir ohne Narkose mein Bein ein. Ich brüllte durch die ganze Notaufnahme. Der Arzt müsste eigentlich Herr Dr. Grobian heißen. An diesem Tag blieb meine Mutter mit mir auf der Intensivstation, natürlich schlief ich und war noch in Narkose. Als ich am nächsten Tag aus der Narkose erwachte, brüllte ich, dass ich etwas zu essen will, und sie gaben mir eine Scheibe Brot mit Wurst.

Ein Krankenpfleger fragte mich, was ich gerne für Musik höre, ich antwortete Rammstein und Rosenstolz. Der Pfleger ließ meine Lieblingsbands auf dem CD-Spieler laufen, damit ich mich wieder beruhigen konnte. An diesem Tag hat mich meine Mutter in der Intensivstation besucht. Sie besuchte mich jeden Tag, wenn meine Geschwister in der Schule waren. Ich musste ein paar Tage auf Station bleiben, bis es mir besser ging. Solange musste der Pfleger mich pflegen und aufpäppeln. Zweimal am Tag hatte ich zehn Minütchen Physiotherapie mit Atmungs- und Bewegungsübungen. Der Pfleger sagte zu mir, wenn ich meine Übungen schön weitermache, käme ich in ein Krankenzimmer. Am nächsten Tag wurde ich in die vierte Etage auf ein anderes Zimmer verlegt, dort auf der Station hörte ich nicht mehr das Gepiepe der Überwachungsgeräte, in diesem Zimmer, in dem ich lag, war ich allein.

Am nächsten Tag hat mich meine Physiotherapeutin, bei der ich mir den Oberschenkel gebrochen habe, im Krankenhaus besucht. Als Entschuldigung hat sie mir eine Gaming-Zeitschrift mitgebracht. Ich habe mich von ihr verabschiedet. Ein paar Wochen später, als ich aus dem Krankenhaus entlassen wurde, begann ich wieder meine Physiotherapie in der Praxis bei Andreas, einem Physiotherapeuten. Er sagte zu mir mit voller Überzeugung: „Wir kriegen dich wieder auf die Beine."

Mit viel Üben konnte ich wieder mit Hilfe laufen, obwohl das für die Duchenne Muskeldystrophie (DMD) ungewöhnlich ist. Ihr könnt mich auch für einen esoterischen Spinner halten, aber bei mir hat es geklappt. „Wunder geschehen, ich war dabei." Ich musste zwei Wochen zu Hause bleiben, bis ich wieder bereit für die Schule war. Ich habe so lange mit meiner Mutter und dem Physiotherapeuten geübt, bis ich wieder selbstständig laufen konnte.

BERUFSVORBEREITENDES JAHR

Im August 2007 habe ich mein erstes Berufsvorbereitendes Jahr (BVJ) im Holzbereich bei Herrn Geißler begonnen. Das BVJ am Kesselbrunnen gehörte zur Emil-Petri-Schule. An diesem Tag wurden mir meine neuen Mitschüler vorgestellt. Die meisten waren nicht aus der Emil-Petri-Schule, sondern aus anderen Schulen, somit kannte ich wenige.

Mit meinem Oberschenkelbruch saß ich im Rollstuhl. Damit ich an der Werkbank arbeiten konnte, haben Marcel, der von der ersten Klasse bis ins BVJ mit mir in eine Klasse ging, und mein Lehrer Herr Geißler mir für die Werkbank ein Podest mit einer Rampe gebaut, damit ich selbstständig im Rollstuhl arbeiten konnte. Natürlich war dieses Podest aus Holz gebaut und wurde mit Metallschrauben verschraubt.

Das erste Werkstück, das ich baute, war ein Teufelsknoten. Schritt eins: Aus einem Vierkantholz habe ich sechs gleichlange Teile an der Bandsäge gesägt. Schritt zwei: Die sechs gleichlangen Vierkanthölzer hab ich an der Bandschleifmaschine geradegeschliffen. Schritt drei: Die Kerben für die Vierkantholzbauteile hab ich mit einem Winkelmesser und Messstab angezeichnet. Schritt vier: Die Kerben vom Werkstück habe ich mit einem Stechbeitel und Holzhammer herausgeklopft. Schritt fünf: Die Kerbe habe ich mit Raspel und Feile ausgebessert. Schritt sechs: Das Werkstück hab ich mit dem Schleifklotz abgeschliffen und mit Klarlack angepinselt. Als Letztes habe ich den Teufelsknoten zum Trocknen hingestellt. Ich fand es gemein, dass ein Lehrer dem Patrick ein Handtuch mit Duschgel in unsere Klasse brachte, so hat er ihn vor allen Schülern bloßgestellt. In der Schule wurde er sehr oft gehänselt, so etwas hat kein Mensch verdient, gehänselt und gemobbt zu werden. Die meisten fühlen sich stark, wenn sie jemanden, der anders ist als sie selbst, mobben. Das sind für mich nur Typen, die keine Eier und kein Gehirn haben. Patrick war kein schlechter Mensch, er half mir oft im BVJ, wo er konnte. Er konnte nichts dafür, dass er stark schwitzte. Auch wenn man sich jeden Tag wäscht oder duscht, haben manche diesen Schweißgeruch am ganzen Körper.

Im Mai 2008 war ich bei der Agentur für Arbeit, früher auch Arbeitsamt genannt. Da bin ich hingegangen, weil mir von der Schule empfohlen wurde, dass ich 2009 nach München ins ICP zum Berufsbildungswerk gehen sollte, um meine anderthalbjährige Arbeitsabklärung zu absolvieren. Die Eignungsabklärung ist eine Maßnahme, um mehrere Einblicke in die Ausbildung zu erhalten. Nach dem Gespräch bei der Agentur für Arbeit bin ich mit Hilfe meiner Mutter von der Stadtmitte bis nach Hause gelaufen. Ich wollte nicht mit dem Stadtbus fahren, mit starker Willenskraft lief und lief ich weiter. Als wir bei dem Fuß- und Radweg über den Bahnübergang gingen, hat es stark gestöbert, mit Schnee und Wind mitten im Mai. Bis zu Hause hatten wir noch so ungefähr zehn Minuten. Die Wärme tat mir gut, ich Schneemann musste mich erst mal auftauen. Es war eiskalt und frostig für dieses Frühjahr, eigentlich hätten die Blümchen blühen und die Bienchen summen sollen.

Immer wenn der Herr Lamm von der Firma Otto Bock ins BVJ kam, haben die Mitschüler zu mir gesagt: „Der Herr

Lammbraten ist da." Ich glaube, sie kamen auf den Namen Lammbraten wegen „Lamm", ist ja klar.

Der Rollstuhltechniker Herr Lamm von der Firma Otto Bock aus Königsee in Thüringen kam öfter, wenn mein Rollstuhl gewartet werden musste. Ich saß nur im Unterricht und beim Essen im Rollstuhl, beim Händewaschen und der Pinkelpause konnte ich ein kleines bisschen stehen. Jeden Montag haben wir die Toiletten, Klassenzimmer und den Werkraum reinegemacht. Ich konnte den Boden mit einem Besen kehren, das Aufkehren habe ich meinen Schulkollegen überlassen, weil ich mich nicht hinhocken konnte, sonst wäre ich nicht selbstständig aus der Hocke aufgestanden. Beim Wischen habe ich Stühle, Tische, Waschbecken und Toiletten mit einem nassen Lappen gewischt. Wir mussten ab und zu mal unseren Lieblingsradiosender MDR 1 hören, was nicht vielen gefiel, wir wollten eher unseren Sender MDR Jump hören, weil da moderne Musik für uns lief.

Im August 2008 habe ich mein zweites berufsvorbereitendes Jahr beim Herrn Scholl, Spitzname „lieber Scholli", im Metallbereich begonnen. In diesem Jahr haben wir mit dem Werkstück „Schlüsselbrett" angefangen. Die Rundmetallstange hab ich mit der Anreißnadel angerissen und mit der Metallhandsäge in die angegebene Länge gesägt. Mit der Metallfeile habe ich die Rundmetallstange vorne abgerundet und an der Tischbohrmaschine mit dem Zweierbohrer die vier Löcher gebohrt. Die vier Drähte hab ich in gleichlange Teile mit dem Metallmaßstab abgemessen und mit der Metallhandsäge gesägt. Danach habe ich sie mit der Zange zu Hacken gebogen. Auf einem Blech habe ich zwölf gleichlange Bleche mit der Anreißnadel und dem Metallmaßstab angerissen. Die zwölf gleichlangen Bleche habe ich mit der Zange in S-förmige Ringe gebogen. Ich habe den kleinen oberen Schlüsselbart und den großen unteren Schlüsselbart zugesägt. Die vier Schlüsselzähne in dem kleinen oberen Schlüsselbart habe ich mit der Metallhandsäge ausgesägt und mit der Metallfeile ausgefeilt. Die sechs Schlüsselzähne in dem großen unteren Schlüsselbart habe ich mit der Metallhandsäge ausgesägt und mit der Metallfeile ausgefeilt. In den kleinen und großen Schlüsselbart hab ich mit der Tischbohrmaschine gebohrt. Zusammen mit meinem Lehrer habe ich die in den Bohrlöchern der Rundmetallstange befestigten Haken mit dem Elektroschweißgerät verschweißt. Die zwölf S-förmigen Ringe zum Schlüsselgriff habe ich gemeinsam mit meinem Lehrer an den Schlüsselhalm geschweißt. Den kleinen oberen und den großen unteren Schlüsselbart habe ich mit dem Elektroschweißgerät an den Schlüsselhalm geschweißt. Ich habe mit Hilfe den Schlüssel mit Silbersprühlack aus der Sprühdose lackiert. Als Letztes habe ich den fertigen Schlüssel mit einem Akkuschrauber ans Schlüsselbrett geschraubt.

BLOCKUMBAU

Im Frühling 2008 wurde der Plattenbau, in dem wir wohnen, renoviert. Alle Etagen wurden mit einem kleinen Bagger, der mit einem Hydraulikmeißel ausgestattet war, abgetragen. Zum Schluss haben sie die Wand-, Decken- und Bodenplatten aus Stahlbeton einzeln mit einem Oberdrehbaukran vom Block nach unten gehoben.

Die zerkleinerten Platten wurden auf Lastenkipper verladen und weggefahren. In der DDR baute man den Neubau aus dem preisgünstigen Material Stahlbeton, ein wetterbeständiges und robustes Material, aus dem auch heute noch die Hochhäuser gebaut werden. Nach dem Abtragen der Etagen hat das Bauunternehmen aus Stahlbeton ein neues Dach mit einer Dachluke gegossen, die automatisch öffnet und schließt. Wir mussten einige Monate in eine Übergangswohnung, bis unsere Wohnung wieder bezugsfertig war. Nach dem Abtragen der Balkone und Etagen hat das Bauunternehmen auf dem gesamten Block Baugerüste, Dachgerüste und Bauplanen installiert. In einer Geröllrutsche wurde der gesamte Schutt mit der Erdanziehungskraft bis nach unten in den Schrottcontainer befördert. Aus dem alten Bad haben sie Badewanne, Klobecken, Waschbecken und Leitungen entfernt. Als sie das Bad entkernt hatten, wurden die Böden, Wände und Dusche gefliest. Die neuen Waschbecken, Klobecken und Duschen wurden an Abwasser- und Wasserleitungen angeschlossen. Das neue Bad haben sie uns behindertengerecht mit Duschgriffen, Toilettengriffen und klappbarem Duschhocker gestaltet und zusätzlich haben sie uns eine breite Badezimmertür eingebaut. Mein Vater hat mir einen Spiegel angebracht, der leicht schräg an der Wand über den Waschbecken hing, damit ich mich im Spiegel sehen konnte. Im Wohn- und Schlafzimmer wurden Heizung, Kabelschacht, Steckdosen und Schalter eingebaut, die alten Plastiktürgriffe habe ich mit dem Akkuschrauber entfernt und sie durch neue Aluminiumtürgriffe ersetzt. In der Küche wollten sie die Durchreiche herausreißen, aber wir haben uns dagegen entschieden, damit haben wir ein bisschen DDR-Geschichte behalten. In der Küche haben sie den Fliesenspiegel gefliest. Meine Eltern mussten ewig nach Küchenmöbeln suchen, damit sie in die Küchennische passten. Die Spülmaschine und der Spülschrank mit der Spüle wurden von meinem Vater mit einer Arbeitsplatte versehen. Im Treppenhaus haben sie uns einen Platz für die Rollstühle gemacht, damit wir sie draußen abstellen konnten, weil in der kleinen Wohnung kein Platz dafür war.

Im Flur haben sie den Boden und die Wand gefliest, Decke und Wand wurden neu tapeziert. Der tapezierte Flur wurde mit weißer Farbe angestrichen. Als sie mit dem gesamten Abtragen der Etagen und Balkone fertig waren, wurden die Außenwände mit Außendämmung gedämmt und mit grobem Putz verputzt. Der Block wurde in den Farben Gelb, Grau, Grün, Orange und Blau angestrichen. Die neuen Balkone wurden mit einem LKW-Lastenkran angehoben und von Monteuren an der Balkonverankerung verschraubt. Als der gesamte Umbau des Blockes im Dezember beendet war, haben sie die neuen überdachten Eingänge mit den Briefkästen angebaut.

Es war ein warmer Frühlingstag im BVJ, wir haben einen Ausflug nach Holzhausen gemacht. Zuerst haben wir gefrühstückt, dann ging unser Ausflug schon los.

Ich saß in meinem knallgelben Rollstuhl, meine Klassenkameraden haben sich darum geprügelt, wer mich im Rollstuhl schieben durfte. Die Christina, die in meine Klasse ging, durfte mich zuerst schieben, dann ging schon die Fahrt in der Römerkutsche los. Von Kesselbrunn gingen wir auf einem Fußgänger- und Radweg. Sie schob mich die Hälfte des Weges, dann hat sie mit der Franziska, die auch in meine Klasse ging, gewechselt, sie schob mich bis nach Holzhausen zum Bratwurst-Museum. Dort angekommen gingen wir ins Museum, wo die Verarbeitung des Schweines erklärt und gezeigt wurde. Über das Schweineschlachten muss ich euch ja nicht viel erklären. Die meisten meiner Klassenkameraden haben sich geekelt, als das Hack vom Schwein im Fleischwolf zerkleinert wurde, bevor es von der Wurstmaschine in den von der Scheiße befreiten Dünndarm gefüllt wurde. Nach dem Museumsrundgang machten wir unsere ersehnte Mittagspause, na selbstverständlich haben wir unsere Thüringer Rostbratwürste frisch gegrillt und traditionell auf dem Holzkohlegrill so lange gebraten, bis sie knusprig braun waren. Wir aßen unsere Bratwurst in Brötchen mit ordentlich viel Ketchup und Senf.

Als wir unsere Mittagspause machten, gingen wir von Holzhausen nach Arnstadt zurück, der Patrick hat mich im Rollstuhl bis ins BVJ geschoben.

Nach dem Ausflug musste ich in den Förderbereich, der rechts gegenüber vom BVJ war. Dort musste ich warten. Ich habe die Zeit mit Gesellschaftsspielen wie Domino und Mensch ärgere dich nicht im Förderbereich verbracht. Menschen mit Behinderung sind nicht solche Menschen, die, wie Onkel Trump denkt, nur sabbern und rumzappeln, das sind auch nur Menschen, die fühlen und denken können. Erst nachdenken, bevor man sich über Menschen lustig macht.

Bis mich Wolfgang und Linde abholten, habe ich mich mit ihnen gemeinsam beschäftigt. Die Linde hat mich in das Großraumtaxi gehoben, auf den Sitzen konnte ich mich bis zu meinem Sitzplatz am Fenster alleine robben. Wolfgang hat meinen Rollstuhl in den Kofferraum gestellt. Wir holten Schulkinder aus der Rosenstraße und der Rudolstädter Straße ab. Es durften nur die Schulkinder, die nicht selbstständig nach Hause gehen konnten, mit dem Fahrdienst fahren. Die aus Arnstadt wurden zuerst nach Hause gefahren. Wir fuhren durch Nester (Dörfer) wie Plaue und Reinsfeld, erst am Nachmittag war ich endlich zu Hause.

Am letzten Tag im BVJ, das war so im Sommer bei gefühlten 40 Grad in der Sonne, haben wir eine große Abschlussfeier bei Marko zu Hause gefeiert. Marcel und ich durften die Schmiede von Marko ansehen, der Raum in der Schmiede war mit altem schwarzen Ruß bedeckt.

Leider war der Raum nur ein Abstellraum, wo Mopeds wie Simson und andere Dinge standen. Keine Panik auf der Titanic, der Raum war nicht wie in der Serie „Raus aus dem Messie-Chaos“, sondern ordentlich aufgeräumt. Er zeigte uns den Schmiedeofen und den Amboss, wo früher die heißen Metallstücke mit der Schmiedezange aus der heißen Glut des Ofens genommen wurden. Das heiße Metall wurde mit dem Schmiedehammer kraftvoll in Form geschlagen. Zum Abkühlen wurde das Metallwerkstück kurz in einen Metalleimer mit Wasser gehalten, damit es zu einem starren Gegenstand oder Werkzeug wurde. Nach dem Schmiede-Besuch hatten wir Bratwurst und Rostbrätel vom Grill. Auf dem gedeckten Tisch hatten wir Getränke und selbstgemachte Salate. Meine Mutter hatte Bohnensalat gemacht, den ich zur Abschlussfeier mitnahm. Der Salat hat allen geschmeckt, aber er war etwas zu scharf.

Nach dem Essen sprangen die meisten meiner Klassenkameraden in den aufblasbaren Pool mit Wasser, bei der sengenden Hitze in der Sonne tat die Abkühlung gut. Nach der Abkühlung war die Abschlussfeier schon zu Ende.

An einem Freitag im Juli 2009 fuhr ich mit meinem Vater mit der grün-weißen Süd-Thüringen-Bahn (STB) von Ilmenau nach Arnstadt, nur diesmal im Rollstuhl, weil ich durch den Oberschenkelbruch nicht mehr gut laufen konnte. Nur in der Wohnung konnte ich noch selbstständig laufen. Vom Südbahnhof aus schob mich mein Vater im Rollstuhl bis in die Rudolstädter Straße zur Abschlussfeier der Emil-Petri-Schule. Ich saß in der Aula, wo alle Schulabgänger saßen, vorne bei einem Rollstuhlplatz. Mein Vater nahm auf einem normalen Sitzplatz bei den Gästen Platz. Nach dem langen Warten wurde ich doch noch auf die Bühne gerufen. Mein Metall-Lehrer aus dem BVJ, Herr Scholl, stand auf der Bühne und überreichte mir mein Schulabgangszeugnis. In meinen zwei Jahren BVJ habe ich meinen Hauptschulabschluss gemacht. Zu dem Zeugnis bekam ich ein Fotoalbum, in dem Klassenfotos des BVJs von der Holz- und Metallklasse waren. Was es zum Zeugnis noch gab, waren eine Engelfigur und eine gelbe Rose. Nach der Zeugnisübergabe feierten wir unseren Schulabschluss. Mein Vater und ich saßen am Tisch neben Herrn Scholl, Marcel, Patrick und dem Rest meiner Klassenkameraden. Natürlich hatte ich meinen Sitzplatz dabei, der Rollstuhl hat auch Vorteile, nicht nur Nachteile. Wir aßen und tranken am Tisch und unterhielten uns über die zwei Jahre BVJ. Der Marcel war der Einzige, der mit mir von der Einschulung bis ins BVJ in eine Klasse ging.

Um 20 Uhr bin ich mit meinem Vater von der Abschlussfeier gegangen. Ich habe mich von meiner ehemaligen Klasse und meinem Klassenlehrer Herr Scholl das letzte Mal verabschiedet. Mein Vater schob mich mit dem Rollstuhl von der Emil-Petri-Schule in der Rudolstädter Straße bis zum Südbahnhof. Wir haben zwanzig Minuten gewartet, bis die grün-weiße Süd-Thüringen-Bahn (STB) kam, um 20:45 Uhr fuhren wir bis nach Ilmenau.

Um 21:15 Uhr sind wir am Bahnsteig Ilmenau Pörlitzer Höhen ausgestiegen. Vom Bahnsteig aus hat mich mein Vater bis nach Hause geschoben.

ICP MÜNCHEN

Im September 2009 fuhr mich mein Vater ins Internat des Berufsbildungswerks (BBW) nach München, wo ich meine anderthalbjährige Eignungsabklärung absolvierte. Früh am Morgen wie immer hatte mich meine Mutter aufgeweckt. Sie wusch mich zuerst mit dem nassen Lappen, danach zog sie mich an, weil ich durch meine Muskelschwäche die Arme nicht mehr gut bewegen konnte. Darum benötigte ich Hilfe beim Waschen und Anziehen. Meine Mutter hat mich aus dem Bett gehoben und hingestellt, damit ich selbstständig ins Bad laufen konnte. Meine Mutter ist gelernte Altenpflegerin, sie hat in einem Seniorenheim alte Menschen gepflegt und Aufgaben übernommen wie Waschen, Ankleiden, Medikamente geben, Spritzen geben und Essen austeilen. Was meine Mutter in der Altenpflege lernte, kann sie gut bei der Pflege von meinem Bruder und mir nutzen, ohne diesen Job hätte sie uns nicht so pflegen können.

Wenn wir nicht diese Muskelerkrankung hätten, würde sie im Seniorenheim weiter alte Menschen pflegen. Ich schätze an meiner Mutter sehr, dass sie hilfsbereit ist und die Menschen sehr gut versteht.

Für die Pflege zu Hause bekommt sie eine kleine Rente, wie auch im Altenpflegejob, wo man alte Menschen pflegt.

Ich bin mit den Fingern der rechten Hand wie Spiderman an der Fliesenablage hochgekrabbelt, wo der Zahnputzbecher und die Zahnpastatube auf der Ablage standen. Ich stellte die Zahnpastatube in den Zahnputzbecher, dann legte ich sie auf das Waschbecken vor der Fliesenablage. Die Handzahnbürste habe ich am Waschbeckenrand festgehalten, um die Zahnpasta auf der Bürste zu verteilen. Dann schrubbte ich die Zähne vorne, hinten und dazwischen kräftig mit der Zahnbürste. Ihr fragt euch bestimmt, wieso ich nicht die moderne Elektrozahnbürste nutzte. Damit meine Muskeln nicht komplett verkümmerten, putzte ich mir die Zähne altmodisch mit der Handzahnbürste. Nach dem Zähneputzen ging ich selbstständig ins Wohnzimmer, wo ich mich an den Esstisch setzte und in Ruhe mein Frühstück aß. Als ich noch frühstückte, packten mir meine Eltern den Koffer mit Kleidung und Bettwäsche und die Laptoptasche mit dem Klapprechner in den Kofferraum des silbernen Vans. Als das Auto mit dem Rollkoffer und den Rollstühlen beladen war, fuhren wir bei Ilmenau West auf die A71 Richtung Schweinfurt. Mein Vater fuhr weiter auf die A73 Richtung Nürnberg. Es war an einem Montag in einer heißen Septemberwoche. Wir hatten einen kurzen Stau auf der Autobahn bei Nürnberg. Nach dem Stau fuhren wir auf der A9 Richtung München, die erste bekannte Autobahn in Deutschland, die 530 km misst, von Berlin bis München.

Nach der langen Fahrt auf der Autobahn kamen wir endlich in München an. Wir sahen die riesige Allianzarena des FC Bayern, die wie ein riesen Schlauchboot ausschaute. Wir fuhren auf der Schnellstraße bis ins BBW-Internat in der Traunsteiner Straße. Das Internat ist in der Nähe der Strafvollzugsanstalt Stadelheim. Als ich mit meinem Bruder und meinen Eltern im BBW-Internat ankam, war ich sehr aufgeregt, was mich so erwarten würde. Meine Mutter hat meinen Bruder im Rollstuhl geschoben, in der anderen Hand den

Rollkoffer. Mein Bruder hat dieselbe Muskelerkrankung, deshalb sitzt er wie ich im Rollstuhl. Mein Vater hat mich mit dem Rollstuhl und der Laptoptasche auf der Schulter geschoben, den Rollkoffer hat meine Mutter genommen, weil mein Vater nur eine Hand hat. Er verlor die linke Hand bei einem Industrieunfall. Mein Vater schob mich mit dem Rollstuhl die Rampe des Internat-Eingangs hoch. Als wir im Treppeneingang des Erdgeschosses der Gruppe 1 und 2 standen, warteten wir auf den Aufzug, bis er dann auch endlich da war.

Der Aufzug fuhr uns in die erste Etage nach oben. Als die Schiebetür sich öffnete, standen wir im Treppenaufgang der Gruppe 3 und 4. Ich musste mich zur Anmeldung bei der Wohnbereichsleiterin im Sprechzimmer melden. Sie sprach mit mir darüber, in welche Gruppe ich gehen sollte und welche Regeln im BBW-Internat galten.

Die Wohnbereichsleiterin sagte zu mir, dass ich mich in der Gruppe 4 bei der Betreuerin Jeanette melden soll. Meine Betreuerin begrüßte meine Eltern, meinen Bruder und mich herzlich in der Gruppe 4. Wir setzten uns an den Gruppentisch und meine Betreuerin Jeanette sprach mit mir über die Gruppe 4, welche Betreuer in der Wohngruppe arbeiteten und welche Regeln in der Gruppe galten. Die Jeanette zeigte uns zuerst den Aufenthaltsraum und die Küchen. Wir gingen durch den langen beleuchteten Flur, wo mir das Betreuersprechzimmer und der Hauswirtschaftsraum gezeigt wurden, der mit einem Trockner, einer Waschmaschine und einem Bügeleisen mit Bügelbrett ausgestattet war. Nach dem Rundgang durch die Gruppe 4 konnte ich endlich in mein Zimmer einziehen. Meine Mutter legte den Rollkoffer auf dem Schreibtisch vor dem Fenster ab, öffnete den Koffer und packte meine Kleidung wie Unterwäsche, Hosen und Shirts in den Kleiderschrank. Die Sweatjacke, die ich anhatte, hängte mein Vater an der Garderobe neben dem Spiegel auf. Die Kulturtasche mit Handzahnbürste, Zahnpasta, Zahnputzbecher, Shampoo, Duschgel und Deoroller legte ich ins Badezimmerregal. In der passenden Höhe für Rollstuhlfahrer hing das Regal an der Wand. Das Badezimmer war rollstuhlgerecht mit Dusche, Klo und Waschbecken mit Spiegel an der Wand.

Meine Mutter bezog mein Bett mit der Bettwäsche, die wir von zu Hause mitgebracht hatten. Ich packte meinen Klapprechner aus der Laptoptasche aus und stellte ihn auf den Schreibtisch neben meinem Pflegebett. Jeder Bewohner, der pflegebedürftig war, hatte ein Pflegebett im Zimmer. Nach dem Zimmereinrichten gingen wir durch den Stadtteil Obergiesing bei schönem Sonnenschein spazieren. Nach dem Spaziergang brachten mich meine Eltern ins Internat zurück.

Sie mussten wieder nach Hause, weil Montag war und mein Bruder von der Schule freigestellt wurde und Dienstag wieder in die Schule musste. Meine Eltern begleiteten mich in die Gruppe 4, dort verabschiedete ich meine Familie. Sie fuhren mit dem Auto nach Ilmenau zurück. Um 18 Uhr machte ich mein erstes Abendbrot mit meinem Mitbewohner und der Betreuerin. Nach dem Abendbrot spielte ich mit zwei Mitbewohnern und der Betreuerin Gesellschaftsspiele. Wir spielten bis 20 Uhr abends. Nach dem Spieleabend rollte ich mit dem Rollstuhl selbstständig auf mein Zimmer, das ein Doppelzimmer war, nur hatte ich noch keinen Mitbewohner im Zimmer. Ich fuhr ins Bad, um mir die Zähne zu putzen. Ich nahm meinen Zahnputzbecher, die Handzahnbürste und die Zahnpasta aus dem Kulturbeutel.

Ich hielt meine Zahnbürste in der linken Hand am Waschbeckenrand und in der rechten die Zahnpastatube, mit der ich die Paste auf der Bürste verteilte, und putzte mir die Zähne. Als ich fertig war, spülte ich mir den Mund mit Leitungswasser aus, das ich mir in den Zahnputzbecher gefüllt hatte. Nach der Zahnpflege, die ich im Sitzen im Rollstuhl machte, kam der Nachtdienst Heidi. Sie setzte mich aufs Klo, wo ich einen abseilte. Nach dem Stuhlgang putzte ich mir den Popo mit dem Klopapier selbstständig ab. Als ich mit dem Stuhlgang fertig war, klingelte ich an der Glocke, die links neben der Toilettenwand an einer Strippe hing, und die Heidi hob mich vom Klo in den Rollstuhl. Ich wusch mir die Hände. Nach der Abendhygiene fuhr ich mit dem Rollstuhl aus dem Bad ins Zimmer zum Bett, mein Schlafshirt zog mir die Heidi im Sitzen an. Nach dem Anziehen des Shirts hob sie mich ins Bett und legte mich hinein. Sie zog mir die Schlafhose an, deckte mich mit der Bettdecke zu, machte das Licht aus, zog die Gardine zu und wünschte mir eine gute Nacht. Einen Gutenachtkuss bekam ich natürlich nicht. Ich grübelte einige Minuten, bis ich dann auch endlich einschlief. Früh am Morgen um 5 Uhr wurde ich vom Frühdienst Jimile aus meinem Schlaf geweckt, sie wünschte mir einen guten Morgen.

Ich wurde jeden Morgen vom Frühdienst gewaschen. Beim Waschen trug der Frühdienst Gummihandschuhe und wusch mich mit einem Einmal-Waschlappen, der in einer Waschschüssel mit Duschgel eingeweicht lag.

Sie wusch mein Gesicht, meinen Oberkörper und Unterkörper mit dem nassen Lappen. Nach dem Waschen zog sie mir meine Unterhose, Socken und Hose im Liegen im Bett an.

Sie fuhr das Pflegebett in meine Sitzhöhe und zog mir mein Unterhemd und Shirt im Sitzen am Bettrand an. Nach dem Anziehen hob sie mich mit Muskelkraft aus dem Bett heraus, bis zum Rollstuhl bin ich mit ihrer Hilfe gelaufen. Als ich neben dem Rollstuhl stand, drehte ich mich mit dem Rücken Richtung Sitz des Rollstuhles, erst dann habe ich mich selbstständig hineingesetzt. Ich schnallte mich im Rollstuhl fest, weil ich im BVJ mehrmals aus dem Rollstuhl gefallen war, weil ich mich nicht mit meinem Bauchgurt festgeschnallt hatte. Als ich mich angeschnallt hatte, fuhr ich ins Bad, wo ich auf das Klo gesetzt wurde. Nach dem Stuhlgang hat mich die Jimile wieder in den Rollstuhl gesetzt, dann saß ich wieder auf meinem Hintern. Ich putzte meine Zähne und kämmte die Haare. Nach der Morgenroutine fuhr ich im Gruppenraum zum Tisch, um zu frühstücken.

Ich aß mein belegtes Brötchen mit Wurst. Nach dem Essen nahm ich meine Tabletten mit Kakao ein. Als ich mit dem Frühstücken fertig war, packte mir die Jimile meine Brotdose mit belegten Sandwiches und Obst in den Rucksack. Sie wünschte uns allen einen schönen Tag. Ich fuhr mit dem Aufzug ins Erdgeschoss, wo ich die Rampe runterfahren musste bis zum Bus, der am Bürgersteig des BBW-Internats anhielt. Zwei Betreuer des Frühdienstes standen auf dem Bürgersteig neben zwei großen blauen Bussen. Eine Betreuerin fragte mich nach meinem Namen. Ich antwortete: „Mein Name ist Thomas“, und die Betreuerin antwortete: „Ich bin der Nachtdienst Sibille." Sie sagte zu mir in einer freudigen, lockeren stimme guten Morgen. Der Busfahrer schob mich mit dem Rollstuhl die Rampe bis zum Rollstuhlplatz. Er begrüßte mich auf Bayrisch mit: „Guten Morgen, ich bin der Sepp." Als alle auf ihren Sitzplätzen saßen, fuhren die zwei Busse von der Traunsteiner Straße bis zur Garmischer Straße nach Ost-Hadern ins ICP. Die Busse hielten um 07:30 Uhr vor dem Eingang des Gebäudes, über dem ein Dachsegel gespannt war. Als ich mit dem Rollstuhl in die riesige Eingangshalle der Einrichtung gefahren war, stieg ich in den verglasten Aufzug, der mit mir in die erste Etage fuhr. Beim Herrn Heizer musste ich mich melden. Im Flur saßen der Georg, der in der Gruppe 4 mit mir wohnte, und jemand anders, den ich noch nicht aus dem ICP kannte.

Ich musste warten, bis ich aufgerufen wurde. Der Georg war der Erste, der aufgerufen worden ist. Ich stellte mich der anderen Person mit meinem Namen vor, er antwortete darauf: „Ich bin der Stefan." Danach wurde er aufgerufen. Ich stand einige Minuten, bis ich dann auch dran war. Herr Heizer bat mich herein und stellte sich mir vor. In dem Gespräch ging es darum, dass ich meinen ersten Schnuppertag in der Siebdruckerei machen sollte. Es war an einem Dienstag, an diesem Tag machten wir eine Vorstellungsrunde, wo wir uns alle vorstellten. Nach der Vorstellungsrunde fuhr ich in den Speisesaal, um zu frühstücken.

Dort traf ich Stefan, den ich im Flur in der ersten Etage beim Anstehen kennengelernt habe. Wir saßen am Tisch und ich aß mein Frühstück aus der Brotdose, das mir der Frühdienst gepackt hatte. Bei der dreißigminütigen Frühstücks- und Mittagspause standen Küchenhelfer bereit. Mein Getränk holte ich mir bei der Essensausgabe bei einem

Getränkespender, wo es Mineralwasser und Schorle gab. Ich fragte den Küchenhelfer, ob er mir eine Johannisbeerschorle in den Plastikbecher einschenkt. Nach der Pause fuhr ich in die Siebdruckerei. Dort wurde uns gezeigt, wie das Siebdruckverfahren funktioniert. Nach dem Erklären habe ich Visitenkarten mit Riffelblech-Effekten am PC erstellt.

In der Mittagspause fuhr ich zur Essensausgabe und holte mein Serviertablett, Besteck, Serviette, Essen und Trinken. An meinem ersten Tag gab es Fleischpflanzerl (Bulette) mit Kartoffelbrei und Soße. Ich dachte mir, was ist dieses Fleischpflanzerl, soll das eine fleischfressende Pflanze sein? Aber so was isst man doch nicht.

Ich fuhr mit meinem Serviertablett auf dem Schoß an einen nicht besetzten Tisch. Da aß ich gemütlich mein Essen, als eine junge männliche Person im Rollstuhl in einem ungemütlichen Ton mit mir sprach: „Was hast du auf unserem Platz zu suchen?“ Ich antwortete im selben Ton: „Hat dir deine Mutter wohl den Tisch gekauft.“ Nach der Pause fuhr ich in mein Abteil zurück, dort arbeitete ich an meiner Visitenkarte weiter, bis wir um 17:45 Uhr Schluss machten. Ich fuhr bis zum Bus, der vor dem Eingang stand. Der Sepp fuhr mich auf meinen Rollstuhlplatz und schnallte meinen Rollstuhl mit Zurrgurten fest.

Als alle ihre Plätze eingenommen hatten, fuhr unser Busfahrer Sepp bis ins BBW-Internat. Als wir dort ankamen, standen zwei Betreuerinnen neben dem Bus. Der Sepp übergab mich an die Heidi und sie schob mich die Rampe hoch. In der Einrichtung fuhr ich mit dem Rollstuhl selbstständig weiter. An diesem Tag machten wir in der Gruppe 4 nach dem Abendbrot eine Vorstellungsrunde. Es stellten sich vor: Sabrina, Lisa, Vanessa, Georg, Alexander, Max, Andreas und ich. Am Donnerstag an diesem Schnuppertag fuhr ich zum Metallbereich, wo wir uns alle in der Vorstellungsrunde vorstellten. Uns wurde der gesamte Metallbereich mit den Werkbänken und CNC-Fräsen gezeigt. Nach der Vorstellung und dem Rundgang machten wir eine Besprechung über das Werkstück Flaschenöffner, wie Größenmaß und Design. Als wir mit der Besprechung fertig waren, sägten wir das angerissene Werkstück an der Metallbandsäge aus.

Am Freitag, dem letzten Tag, machten wir unsere Flaschenöffner im Gitarrendesign fertig. Ich blieb an diesem Wochenende im Internat, erst jedes zweite Wochenende durfte ich heim, um zu Hause mein Wochenende mit meiner Familie zu verbringen.

Am Samstag machten wir nach dem Mittag einen Internatsrundgang mit Andreas aus unserer Gruppe.

Am Wochenende bin ich um 11 Uhr aufgestanden. Der Frühdienst wusch mich und zog mich an, ich machte mein Mittag gleich, weil ich später aufstand als meine Mitbewohner. Frühstück machten wir um 9 Uhr, Mittag um 12 Uhr, Kaffee um 16 Uhr und Abendbrot um 18 Uhr. Am Montag machte ich meinen Schnuppertag im Hauswirtschaftsbereich, wo wir eine Vorstellungsrunde machten. Nach der Frühstückspause wurde uns der Küchenbereich gezeigt, in der Küche schnippelten wir das Gemüse.

Am Ende des Schnuppertages räumten wir unseren Arbeitsplatz auf, die Schneidebretter und Messer spülten wir in der Spüle aus. Nach dem Abspülen trockneten wir sie ab und legten sie auf ihren Platz im Schrank und in der Schublade.

Am Dienstag machte ich meinen Schnuppertag im Hauswirtschaftsbereich in der Wäscherei. Dort wurde uns zuerst die Wäscherei gezeigt. Nach der Mittagspause bügelten wir die Wäsche und legten sie zusammen, am letzten Tag in Hauswirtschaft räumten wir den Arbeitsplatz auf.

Am Mittwoch machte ich meinen Schnuppertag im Büro in der dritten Etage beim Herrn Ekelhuber. Wir machten als Erstes die Vorstellungsrunde mit allen Teilnehmern. Nach dem Mittagessen übten wir das Zehnfingersystem an der Tastatur. Am Donnerstag habe ich Briefe kuvertiert, am letzten Tag des Schnuppertages räumte ich den Schreibtisch auf.

Ich machte zwei Tage meine Schnuppertage in der Siebdruckerei, im Metall- und Hauswirtschaftsbereich und im Büro. Am Freitag gingen wir zur Berufsvorbereitenden Bildungsmaßnahme (BvB) in die Schule zur Frau Grünewald, unserer Klassenlehrerin. Wir machten eine Vorstellungsrunde im Lehrraum, es stellten sich vor: Julia, Maximilian, Julian, Raphael, Korbinian, Domenik, Markus und ich. Nach dem Unterricht um 11:45 Uhr machten wir Schulschluss. Nach der Mittagspause holte mich mein Vater ab und wir fuhren drei Stunden von München bis nach Ilmenau. Auf der A73 bei Erlangen fuhr ein Audi A4 mit hoher Geschwindigkeit an uns vorbei und schleuderte gegen die Leitplanke. Der Unfall passierte, weil der Autofahrer in einen Sekundenschlaf gefallen war. Wir sind langsam an dem Audi-Fahrer vorbeigefahren. Als wir sahen, dass er unverletzt aus dem Fahrzeug ausstieg, fuhren wir weiter.

Am Samstag bin ich mit Teilnehmern aus meiner Gruppe und der Betreuerin Heidi bei warmem, strahlendem Herbstwetter in den Weißenseepark. Dort im Park war ein Kickerplatz mit Basketballkörben und Fußballtoren, wo Internat-Teilnehmer Basketball spielten. Der junge nette Mann im Rollstuhl, mit dem ich am Mittagstisch im Speisesaal des ICPs Bekanntschaft gemacht hatte, fragte mich, ob ich nicht Lust habe, mit ihm Basketball im Rollstuhl zu spielen. Ich sagte zu ihm, dass ich nicht einmal die Arme richtig bewegen kann. Er wusste nicht, dass ich eine Muskelerkrankung habe, woher sollte er das auch wissen. Der junge Mann im Rollstuhl stellte sich mir vor: „Ich bin Salem." Und ich stellte mich natürlich auch ihm mit meinem Namen vor. Der Typ hatte einen breiten athletischen Oberkörper mit gut durchtrainierten Armen, die man für das Körbewerfen beim Rollstuhlbasketball benötigt. Ich schaute vom Rollstuhl aus zu, wie die Leute gemeinsam mit Freude Basketball spielten und Körbe warfen, nur ich konnte leider nicht mitspielen, obwohl ich gerne mitspielen wollte, aber es ist nicht mit meiner Erkrankung vereinbar, weil die Muskeln immer mehr schwinden.

Der Tag im Park war trotzdem schön, auch wenn ich nicht mitspielen konnte. Aber ich sah, dass man, auch wenn man im Rollstuhl sitzt, vieles im Leben erreichen kann. Trotz einer Behinderung, obwohl die Erkrankung sich immer mehr verschlimmert und es keine Heilung gibt. In der Frühstückspause im ICP fragte mich der Manuel, ob ich nicht mal Lust habe, bei seinem Bocciatraining mitzumachen. Vom Büro bin ich mit Manu im Aufzug runter ins Erdgeschoss gefahren, wir fuhren aus dem Aufzug raus und von dort aus in den Sportraum, wo Rollstuhlboccia trainiert wurde.

Der Manuel, der mit mir im selben Büroabteil war, hat mich zu seinem Bocciatraining eingeladen. Unter dem Wort

Boccia konnte ich mir nichts vorstellen, aber beim Zusehen verstand ich, was damit gemeint ist. Boccia ist das Spiel, wo Stahlkugeln geworfen werden. Die Kugel muss so nah wie möglich an die gegnerische Kugel rollen. Beim Rollstuhlboccia hat man Gummibälle, die man rollen oder werfen kann.

Ich durfte auch mal mit Manu zusammen Bälle rollen. Manu durfte zuerst mit dem Spiel beginnen, er rollte den ersten blauen Ball über das Spielfeld. Ich rollte meinen roten Ball so nah wie möglich an den gegnerischen Ball ran. Jeder Spieler hat drei Bälle in den Farben Rot oder Blau, damit man weiß, welcher Ball welchem Spieler gehört. Nach dem Spielende sagte Manu zu mir, dass ich für mein erstes Bocciaspiel gut gespielt habe.

Nach den Herbstferien wurde ich das letzte Mal von meinem Vater mit dem Auto nach München gefahren. Ich schrieb den Arbeitsnachweis (ABN). Am Freitag, dem letzten Tag der Woche, machte ich nach der Berufsbildung im Büro entspannt Mittag im Speisesaal. Als ich mit dem Essen fertig war, fuhr ich zum Jungs-Umkleideraum, um meine Tasche zu holen. Danach fuhr ich zum Ausgang mit der Reisetasche auf dem Schoß, da sah ich eine Mercedes-Benz B-Klasse in Taxigelb mit dem Kennzeichen IK für Ilm-Kreis, wird auch gerne manchmal Idioten-Kreis genannt.

Ich fuhr zum Taxi, neben dem ein großer, wohlgebauter Mann stand. Ich fragte ihn, ob er vom Taxiunternehmen Löhn war, und stellte mich mit meinem Namen vor. Er sagte: „Ich bin der Rolf, dein Taxifahrer." Der Rolf hat mich aus dem Rollstuhl vorne auf den Beifahrersitz ins Taxi umgesetzt, den Rollstuhl hat er zusammengeklappt in den Kofferraum gelegt und die Reisetasche auf die Rückbank hinten. Wir standen auf dem Weg nach Ilmenau drei Stunden auf der A9 bei München im Stau, ein Glück lief der Radiosender Bayern 3 im Auto. Als das Mobiltelefon klingelte und die Taxizentrale anrief, um zu fragen, wo wir denn bleiben, antwortete der Rolf, dass wir drei Stunden im Stau standen. Er sagte zu mir, dass seine Chefin am Telefon war.

Wir fuhren auf der A9 Richtung Nürnberg und da weiter auf der A73 Richtung Suhl. Bei Zella-Mehlis fuhren wir durch den langen Rennsteigtunnel der A71. Als wir aus dem Tunnel kamen, fuhren wir über die Brücke Wilde Gera, wo oft LKWs mit Sattelzügen von den starken Windböen erfasst werden, sodass sie meistens umkippen. Wenn es nicht stürmt und neblig ist, sieht man den wunderschönen Thüringer Wald von der Brücke aus. Bei Ilmenau West fuhren wir die Autobahnabfahrt ab, ich freute mich, übers Wochenende wieder zu Hause bei meiner Familie zu sein.

Im September machte ich meine zwei Wochen Herbstferien. Am Freitag fuhren meine Familie und ich zu meiner Schwester nach Berlin. Sie machte eine dreijährige Ausbildung in der Maskenbildnerschule Hasso von Hugo. Nach dreistündiger Autofahrt kamen wir bei meiner Schwester in Marzahn an. Sie wohnte in einer Plattenbau-Einraumwohnung. In dem Plattenbau gab es einen Personenaufzug. Beim Eingang schoben meine Mutter und mein Vater uns beide einzeln mit dem Rollstuhl fünf Treppenstufen hinauf bis zum Aufzug, wir fuhren bis in die vierte Etage, wo sie wohnte.

Wir machten warmen Mittagsbrunch bei unserer Schwester zu Hause, unsere Mutter hat das vorbereitete Essen in

Plastikdosen gepackt. Wir mussten das Essen nur in der Mikrowelle auf den Teller legen und es aufwärmen. Wir gingen zeitig ins Bett, um am nächsten Tag in der Stadt spazieren gehen zu können.

Am nächsten Morgen machten wir alle zusammen Frühstück. Als wir fertig angezogen waren, schob meine Schwester mich im Rollstuhl und mein Vater schob meinen Bruder durch Marzahn bis zur S-Bahn-Station Raoul-Wallenberg-Straße. Mit der gelb-roten S7 fuhren wir bis zur Station Alexanderplatz. Wir stiegen aus der S7, dann gingen wir durch das Bahnhofsgebäude bis zum Aufzug, wo wir nach unten fuhren. Auf dem Alexanderplatz sahen wir die riesengroße Einkaufspassage voll mit einer Masse an Menschen. Auf dem Platz sahen wir die weltberühmte Weltzeituhr und den Berliner Fernsehturm, der wie ein riesen Lollipop aussah. Diese Bauwerke wurden in der DDR erbaut, früher im Sozialismus war der Alexanderplatz in Ostberlin. Wir gingen über die Brücke der Spree am Berliner Dom vorbei. An diesem Tag war ein Flohmarkt, wo es jeden Plunder zu kaufen gab, wir schlenderten nur über den Markt.

Vom Flohmarkt gingen wir zum Wahrzeichen der Stadt, dem Brandenburger Tor. Vom Tor gingen wir am Holocaust-Mahnmal vorbei. Auf dem Potsdamer Platz sahen wir die Ausstellung mit den Mauerhälften der BRD und DDR, an der symbolisierten Grenze gingen wir von der Deutschen Demokratischen Republik (DDR) in die Bundesrepublik Deutschland (BRD), nach drüben in den Westen. In den Reisepass bekamen wir einen Reisestempel von den Grenzern, die in Originaluniform gekleidet waren. Nach dem Spaziergang fuhren wir mit der U2 vom Potsdamer Platz bis zur Klosterstraße, von der Klosterstraße gingen wir bis zum

Alexanderplatz. Wir aßen bei Berliner Currys die Currywurst mit Curryketchup. Als wir mit dem Essen fertig waren, fuhren wir mit der S7 nach Marzahn zurück. Von der Raoul-Wallenberg-Straße gingen wir zur Alfred-Döblin-Straße zu meiner Schwester. Wir legten uns in der Wohnung hin, um zu schlafen. Am nächsten Morgen frühstückten wir noch zusammen und meine Eltern brachten die Taschen zum Auto. Mein Bruder und ich wurden bis zum Auto runtergefahren, wo meine Eltern uns beide vom Rollstuhl ins Auto umgesetzt haben. Die Rollstühle wurden zusammengeklappt in den Kofferraum gelegt, die Taschen wurden zum Schluss eingepackt. Nach dem Einpacken fuhren wir von Berlin nach Ilmenau, wir kamen nachmittags zu Hause an.

Am Sonntag musste ich mit dem Taxi wieder nach München fahren. Ich machte mein Mittag und aß, was mir meine Mutter gekocht hatte, dann kam schon mein Taxi um 13 Uhr, das mich wieder nach München fuhr. Als ich abends im Internat ankam, packte ich mein Gepäck aus der Tasche. Nach dem Auspacken machte ich das Essen aus der Plastikdose, das vom Mittag übriggeblieben war, auf einem Teller in der Mikrowelle warm und aß mein Abendessen. Ich wohnte einige Zeit mit meinem Zimmergenossen Max zusammen, er machte mit mir die Eignungsabklärung im Büro. In der Nacht konnte ich nicht gut schlafen, weil mein bester Genosse mit Kopfhörer und MP3-Player laut seine Schlager mitsingen musste, bis er endlich auch einschlief. Irgendwann habe ich, um meinen Genossen zu ärgern, Rosenkohl mit Genuss verschlungen. Obwohl ich kein Freund von diesem Rosenkohl bin, habe ich ihm erklärt, wie geschmackvoll und lecker es schmeckte.

Nach dem Mittagessen holte uns die Betreuerin Janette aus dem ICP ab, ich hatte meinen Elektrorollstuhl unter meinem Popo und fuhr bis zur U-Bahn-Station.

Wir fuhren zusammen mit dem Aufzug zur Station Westpark und mit der U6 bis zur Station Marienplatz. Nachdem wir aus der U-Bahn ausgestiegen waren, fuhren wir mit dem Aufzug an die Oberfläche. Von dort aus sah ich das große neugotische Rathaus. Ich fuhr mit dem Rollstuhl durch die Einkaufspassage an der Menschenmenge vorbei, ohne einen Fußgänger umzufahren. Ich fuhr mit Max zum Game Stop am Stachus, wo wir uns die neuesten Videospiele ansahen. Nach dem Stadttrödel fuhr ich am Springbrunnen des Karlsplatzes vorbei, einen Moment musste ich beim Fußgängerüberweg warten, bis die Ampel auf Grün schaltete und alle rübergingen, bevor die Ampel schnell wieder auf Rot sprang. Max und ich haben mit der Janette gewartet, um im Mathäser Kino einen Film anzusehen. Ich sagte zu meinem Genossen laut: „Wir können doch die Janette beim Schuhgeschäft lassen, bis wir uns den Kinofilm angesehen haben." Sie sagte zu uns beiden scherzhaft: „Das könnte euch so passen." Wir fuhren mit dem Aufzug zur Kinokasse in die erste Etage, um uns die Kinokarten mit Ermäßigung zu kaufen.

Wir haben uns den Til-Schweiger-Film „Zweiohrküken" angesehen. Ich saß auf dem Rollstuhlplatz links, gegenüber von mir saßen Max und meine Betreuerin auf den Sitzplätzen. An diesem Freitag waren nicht viele Besucher da, deshalb habe ich nur mit meinem Genossen und der Betreuerin den Film zusammen angesehen. Unsere Betreuerin haben wir natürlich nicht im Schuhgeschäft gelassen. Manche Frauen mögen Schuhe so sehr, dass man sie in einem Schuhgeschäft einschließen könnte.

Eine junge Dame aus dem BBW wollte mich und meinen Zimmerbewohner Max im BBW-Internat besuchen kommen. An einem Freitag im Frühling rief die junge Dame Max auf seinem Mobiltelefon an. Ich fragte sie, ob ihre bezaubernde Freundin uns auch im Internat besuchen kommt, sie sagte zu mir: „Ich kann es dir nicht versprechen, aber ich frage sie mal." Einige Stunden später rief sie meinen Zimmerbewohner zurück, dass ihre bezaubernde Freundin uns am Samstagabend auch besucht. Abends vor dem Zubettgehen putzte ich meine Zähne mit Backpulver, bis sie strahlend weiß wurden. Am Morgen wurde ich vom Frühdienst geweckt, sie wusch mich und zog mich an wie jeden Morgen.

Als ich mit dem Toilettengang und Zähneputzen fertig war, fuhr ich in meinem Rollstuhl zum Aufenthaltsraum der Gruppe 3. Wir aßen an jedem Wochenende in einer anderen Gruppe, weil oft nicht so viele Internatsbewohner am Wochenende im Internat blieben. Abends zog mich der Spätdienst Janette an. Soll ich euch verraten, was ich an diesem besagten Abend trug? Ich trug ein gestreiftes Hemd und eine blaue Jeanshose. Natürlich zieht man sich ja auch als Rollstuhlfahrer Schuhe an, auch wenn man kein Fußgänger ist. Die meisten Menschen glauben, dass Rollstuhlfahrer keine Schuhe anziehen, weil sie nicht laufen können, aber das ist ein Irrglaube.

Nachdem ich mich schick gemacht hatte, fuhr ich im Rollstuhl in unseren Aufenthaltsraum der Gruppe 4, wo ich mit meinem Zimmerbewohner auf die jungen Damen wartete. Als sie im BBW-Internat zu uns in die Gruppe 4 kamen, überraschten wir sie mit einem Strauß Tulpen. Die bezaubernde Freundin, die mit ihr mitkam, trug ein lila Kleid und lilafarbene Pumps. Wir stellten sie unserer Betreuerin Janette vor und zeigten ihnen die Gruppe 4 mit unserem Zimmer. Danach gingen wir mit den jungen Damen zum Italiener um die Ecke, wir mussten hintereinander durch den Innenhof. Max schob mich in meinem Rollstuhl zu unserem reservierten Tisch, wir aßen gemeinsam Pizza. Als Max und die junge Dame, die ihre bezaubernde Freundin mitbrachte, uns für einen Moment am Tisch allein ließen, stellte ich mich ihr genau vor. Ich erzählte, dass ich 20 Jahre alt sei, sie war zwei Jahre jünger als ich und hieß Mariella. Der Abend mit ihr war schön, aber daraus wurde leider nichts, weil sie unter Epilepsie leidet und ich die Muskelerkrankung habe. Es ist sehr schwer für einen im Rollstuhl, wenn man selbst hilfsbedürftig ist. Sie brauchte einen Mann, der für sie sorgen kann und nicht wie ich im Rollstuhl sitzt. Es ist nicht leicht für mich, mit meiner Erkrankung eine Freundin zu finden, aber nichts ist unmöglich.

Nach einigen Monaten habe ich ein Einzelzimmer bekommen. Als der Hendrik seine dreijährige Ausbildung als Bürokaufmann erfolgreich beendet hat, habe ich mich vor einiger Zeit beschwert, dass mein Zimmerbewohner abends laut seine Musik mitsang und ich deswegen nicht schlafen konnte. Gut dass ich mein Einzelzimmer dank Hendrik und meinem Betreuer bekam. Das Zimmer war minimalistisch mit Pinnwand, Kleiderschrank und Schreibtisch eingerichtet. Ich habe mein Zimmer wohnlicher mit LCD-Fernseher, Playstation 3, Klapprechner und Lautsprecher mit Verstärker eingerichtet. An einem Sonntag im Jahr 2010 fuhr ich mit Rolf und meinem Vater mit dem Mercedes-Benz Vito nach München. Sie packten meinen neuen Elektrorollstuhl in den Kofferraum, damit ich selbstständig fahren konnte.

Als wir im Internat ankamen, haben mein Vater und Rolf den Rollstuhl aus dem Kofferraum entladen, ich wurde von meinem Vater in den Rollstuhl umgesetzt. Sie haben meine Tasche ins Zimmer gelegt und mein Vater hat mich in den Aktivrollstuhl umgesetzt.

Dann verabschiedeten sie sich von mir, weil sie wieder zurück nach Ilmenau fahren mussten.

Es war ein sonniger Frühlingstag, ein Samstag, als ich meine erste Probefahrt in meinem neuen Elektrorollstuhl machte. Ich fuhr mit dem Rollstuhl von Obergiesing bis in die Altstadt im Zentrum. Ich fragte einen Fahrradfahrer aus München, wie ich am besten schnell in die Stadt komme. Der Radfahrer sagte zu mir: „Mit dem Rollstuhl kommen Sie doch niemals bis in die Stadt." Ich sagte dem Radfahrer mit voller Überzeugung: „Auf jeden Fall komme ich mit dem Rollstuhl bis in die Stadt." Dann fuhr ich los bis in die Stadt. Mit der U1 wollte ich alleine vom Hauptbahnhof bis zur Station St.-Quirling-Platz fahren, als ich zufällig meine Betreuerin Janette traf. Sie half mir mit dem Rollstuhl in die U-Bahn hinein und dann fuhren wir mit der Bahn los bis zum St.-Quirling-Platz. Von dort fuhr ich mit dem Elektrorollstuhl bis ins Internat zurück.

PRAKTIKUM OSRAM

Im Büroabteil bei Frau Wehle des BBW habe ich meine Praktikumsbewerbungen an verschiedene Firmen geschrieben, es waren gefühlt hundert Bewerbungen. Nach unzähligen Bewerbungsschreiben meldete sich die Leuchtmittel-Firma OSRAM aus München im Internat, dass ich zwei Wochen Praktikum in der Firma machen kann. Als ich vom ICP im Internat ankam, hat mich meine Betreuerin der Gruppe 4 zur Wohnbereichsleiterin ins Sprechzimmer geschickt. Sie gab mir die Meldung, dass ich mein Praktikum in der Firma OSRAM ab nächster Woche beginnen kann. Am Montag hat mich eine Taxifirma zum Praktikumsplatz gefahren. Den Taxifahrer, der mich mit dem Großraumtaxi fuhr, kannte ich schon, er fuhr das Essen zum Internat aus. Daher kannte ich den Taxifahrer Georg, er fuhr mich zu meinem Praktikumsplatz. Beim Eingang der Firma parkte mein Taxifahrer den Transporter und fuhr die Rollstuhlladerampe aus. Ich fuhr mit dem Elektrorollstuhl aus dem Transporter die Rampe runter. Er fuhr mich nicht wie in dem französischen Film „Ziemlich beste Freunde" im Maserati Quattroporte, sondern im Ford Transit hinten auf dem Rollstuhlplatz mit Gurten festgezurrt. Es wartete eine Person des Empfangs auf mich, sodass ich in das Gebäude der Firma eingelassen werden konnte. Die Empfangsperson hat mir mit einer Karte die Tür geöffnet. Im Gebäude drinnen hat sich mir eine junge männliche Person vorgestellt, dass er mein Praktikumsbetreuer für die zwei Wochen sei. Der Praktikumsbetreuer machte einen Firmenrundgang durch die Firma mit mir. Wir fuhren mit dem Aufzug in die fünfte Büroetage. Im Büroabteil, wo ich mein Praktikum machte, hat mich der Praktikumsbetreuer seinen Kollegen vorgestellt, die auch meine Ansprechpartner waren. Es wurde mir mein Arbeitsplatz am eigenen Schreibtisch mit Computer, Telefon und Rollcontainer gezeigt, mein eigenes Schubfach konnte ich sogar mit meinem eigenen Schlüssel verschließen. Ich bekam einen WC-Schlüssel für die Rollstuhltoilette.

Es hat mich jemand von den Kollegen bis zur Toilette begleitet, um die Tür mit dem Schlüssel zu öffnen.

Ich bekam meine Schlüsselkarte, mit der ich ins Firmengebäude konnte. Nach der Vorstellungsrunde fuhr ich mit drei Kollegen des Büroabteils mit dem Aufzug ins Erdgeschoss. Ich fuhr zusammen mit den Kollegen zum Frühstück in die Firmenkantine. Ich hatte mein eigenes Frühstück in der Brotdose dabei, das vom Frühdienst eingepackt wurde. Ich aß mein Essen, das in der Brotdose eingepackt war. Nach dem Frühstück fuhr ich mit dem Rollstuhl in mein Büroabteil zu meinem Arbeitsplatz, dort am Schreibtisch wurde mir am Computer in der Produkttabelle gezeigt, welche Leuchtmittelprodukte es gab. Die Software, die man am Computer nutzte, war von SAP, dem weltbekannten Softwareunternehmen aus Baden-Württemberg.

Als ich mit meiner Arbeit fertig war, machte ich meine Mittagspause. Mein Essen bezahlte ich mit Bargeld, denn nur Bares ist Wahres. Eine Kollegin hat mir aber gesagt, dass die Schlüsselkarte zusätzlich auch als Geldkarte funktioniert, wenn sie am Geldautomaten aufgeladen wird. Nach der Mittagspause fuhr ich zu meinem Arbeitsplatz, wo ich meinen Praktikumsbericht in meinen Buchkalender geschrieben habe. Jedes Mal nach der Mittagspause schrieb ich meinen Bericht mit Kugelschreiber per Hand ins Buch. Ich wurde nach meinem ersten Praktikumstag von Georg, dem Taxifahrer, vom Praktikumsplatz ins Internat zurückgefahren. Im Internat ließ er mich aus dem Transporter raus und wünschte mir einen schönen Tag. Ich fuhr mit dem Elektrorollstuhl die Eingangsrampe hoch, die Tür ging automatisch per Bewegungsmelder auf. Mit dem Rollstuhl fuhr ich zum Aufzug und drückte den Knopf. Als der Aufzug sich öffnete, stieg ich ein und er fuhr mit mir in die erste Etage hoch. Im Internat war ich der erste Bewohner, der hier war, die anderen waren länger im ICP. Am nächsten Tag meines Praktikums hatte ich ein Meeting zum Thema Brandschutz, es begleitete mich eine junge, gutaussehende Frau aus dem Büroabteil, in dem ich mein Praktikum machte. Sie fragte mich, ob ich schon eine Freundin habe, ich antwortete, ich habe noch keine.

Die gutaussehende Frau in einem karierten Hemd, knielangem Minirock, Feinstrumpfhose und hohen High Heels meinte: „Wie kann es sein, dass so ein hübscher junger Mann wie du Single ist?“ Ich sagte zu ihr: „Ich bin Single wegen meiner Erkrankung. Weil ich im Rollstuhl sitze, ist es sehr schwer, eine Freundin zu finden.“ Sie hat mir ihre halbe Lebensgeschichte erzählt und dass sie mit einem Mann verheiratet sei, der auch bei OSRAM arbeitet. Ich dachte mir, na danke aber auch, muss eine gutaussehende, junge, verheiratete Frau mir sagen, wie hübsch ich aussehen würde. Ich hatte ein Poloshirt und eine blaue Jeanshose als Bürobekleidung an. Als Dank hat sie mir ihren glitzernden Ehering am Ringfinger gezeigt, den sie von ihrem Mann zur Hochzeit an den Finger gesteckt bekam. Der Mann muss bestimmt eine dicke Brieftasche haben, sonst könnte er so eine gutaussehende Frau nicht finanzieren. Muss man unbedingt heutzutage viel Geld besitzen, um eine Frau an seiner Seite zu haben? Die heutige Gesellschaft sagt uns, man muss viel verdienen, um geliebt zu werden. Ein bekannter Spruch von Helmuth Hellge lautet: „Haste was, dann biste was." Nach dem Meeting zeigte mir die junge, gutaussehende Kollegin den eigenen Kiosk, wo man sich mit der Karte, die mit Guthaben geladen war, Essen, Trinken oder die gute Zeitung kaufen konnte.

An meinem letzten Praktikumstag erhielt ich meine Beurteilung von der Chefin der Büroabteilung. Sie hat mir beim Praktikumsgespräch gesagt, wenn meine schulischen Leistungen besser gewesen wären, hätte sie mich auch bei OSRAM eingestellt. Hätte, hätte, Fahrradkette. Nach der Mittagspause schrieb ich meinen letzten Praktikumsbericht in der Leuchtmittelfirma. Als ich mit dem Berichtschreiben fertig war, kam mein Fahrdienst, holte mich vom Praktikum ab und fuhr mich ins Internat.

An diesem Wochenende habe ich mit Nikolai und Michael aus der Gruppe 3 nebenan ein Zockerwochenende gemacht. Wir zockten bis 3 Uhr nachts an der Playstation 3 das bekannte Kampfspiel Tekken. Wir prügelten uns mit jedem Charakter durch die Spielewelt. Nach diesem langen Zockerabend putzte ich mir die Zähne, danach klingelte ich an der Glocke im Bad, damit mich der Nachtdienst ins Bett brachte. Ich schlief auch gleich vor Müdigkeit ein.

Im letzten und dritten Jahr der Ausbildung zur Maskenbildnerin hatte mich meine Schwester in der Maskenbildnerschule Hasso von Hugo für die Prüfung als alten Mann geschminkt. Erstens hat sie meine Haare mit Haarklammern und Haarspray befestigt. Zweitens wurde mir auf das befestigte Haar eine Glatze aus Silikon mit dem Mastix-Hautkleber auf dem Kopf festgeklebt, die sie zu Hause auf einem Kopf aus Plastik mit Puder eingepudert hatte und die aus mehreren Schichten Silikonkleber bestand. Beim Kleben musste sie in ihrer Werkstatt im Wohnzimmer die Fenster geöffnet halten und die Lackierermaske mit zwei Filtern als Atemschutz aufsetzen, damit man nicht die giftigen Dämpfe des Silikons einatmen muss. Drittens schminkte sie mich und ich wurde zum alten Mann transformiert. Viertens hat sie mir mein Haarteil mit Kleber befestigt. Als Letztes hat sie mir Augenbrauen, Oberlippenbart und Kinnbart aus geknüpften Echthaarteilen ins Gesicht geklebt.

Nach der Maske wurde ich von meinem Vater zum Lastenaufzug im Schulgebäude geschoben. Er musste mir die Aufzugtür mit der Hand öffnen, so dass ich eilig rausfahren musste. Ich wurde in eine andere Maskenbildnerwerkstatt gefahren, da waren die Dozenten und der bekannte deutsche Maskenbildner Hasso von Hugo, der in Filmen wie „Resident Evil" mitwirkte. Die Masken der Prüflinge wurden von den Dozenten geprüft.

Nach der Bewertung der Maske „Alter Mann" musste ich in einen Raum, wo ich von der Maske befreit wurde. Mit dem beißenden Acetongeruch in die Nase, der mir wie Feuer in den Augen brannte.

Mit dem Aceton wurde der Mastix-Hautkleber von den Augenbrauen, dem Oberlippen- und Kinnbart, dem Haarteil und der Glatze entfernt, zum Schluss hat mich meine Schwester mit Abschminktüchern abgeschminkt und meine Haare wurden endlich von den Haarklammern befreit.

Als meine Schwester mit dem Aufräumen und Säubern der Werkstatt fertig war, gingen wir mit unserem Vater. Wir fuhren mit dem Aufzug bis ins Erdgeschoss.

Die fünf Treppen des Ausgangs schob mich mein Vater einzeln runter. Wir gingen von der Maskenbildner-Schule bis zur U-Bahn-Station Mendelssohn-Bartholdy-Park der U2 und fuhren mit der Bahn bis zum Alexanderplatz. Dort stiegen wir aus und nahmen den Aufzug zur Oberfläche. Ich wurde mit dem Schieberollstuhl geschoben. Im Bahngebäude nahmen wir den Aufzug und fuhren in die erste Etage zum Bahnsteig. Wir fuhren mit der S7 bis zur Station Raoul-Wallenberg-Straße in Marzahn. Von der S-Bahn-Station gingen wir gemeinsam in die Alfred-Döblin-Straße, wo meine Schwester damals wohnte. Am Sonntag fuhren mein Vater und ich nach Hause nach Ilmenau in die Universitätsstadt, wo der bekannte Dichter und Denker Johann Wolfgang von Goethe einige Zeit verbrachte.

Es kamen neue Mitbewohner ins Internat, die sich uns in der Vorstellungsrunde vorstellten, wie Sina, Michael, Sven, Niko, Hubert und Florian. Sie kamen in die Gruppe, weil Lisa, Sabrina, Hendrik und Georg der Gruppe 4 wegen der Ausbildung, die sie erfolgreich abgeschlossen haben, das Internat verließen. Der Florian fragte mich, ob ich Lust hätte, am Wochenende mit ihm in eine Bar zu gehen, um was zu trinken. Am Samstag fuhren wir mit der U1 von der Station St.-Quirling-Platz bis zur Station München Hauptbahnhof. Florian schob mich mit dem Rollstuhl bis zur Goethestraße, wo er mit mir vor einer Strip Bar mit Leuchtreklame stand. Er nahm mich mit in die Bar, wo leichtbekleidete Damen standen. Wir kauften uns Dollarscheine für die Stripperin, eine Dame tanzte an der Stange. Ich nahm den Dollarschein in den Mund und steckte ihn ihr in den Ausschnitt. Die Tänzerin tanzte und zog sich langsam aus, bis sie entkleidet war. Ich wusste nicht, dass Flo mich in eine Strip Bar einladen wollte, ich dachte an eine Bar, wo man nur was trinkt, und nicht, wo leichtbekleidete Tänzerinnen an der Stange tanzten, bis ihnen jemand einen Dollarschein in den Ausschnitt oder ins Höschen steckte.

Ein paar Monate später hatte ich ein Abschlussgespräch im ICP mit einer Frau vom Jobcenter und Herrn Heizer, meine Eltern nahmen auch am Gespräch teil. Das Gespräch nahm mich schon mit, weil ich mit meiner schlechten Leistung keine Ausbildung als Bürokaufmann machen konnte. An diesem Tag war auch noch die Trauerfeier von Robert, der die Muskelerkrankung Typ Becker hatte, er starb an Organversagen. Es nahm mich im Abschlussgespräch schon mit, dass meine Leistungen nicht für die Ausbildung ausreichten. Während der Trauerfeier kamen mir die Tränen, weil ein Freund von uns gegangen war.

Bei der Abschlussfeier der Gruppe 4 im Jahre 2011 gingen wir ins Mathäser Kino, wo wir uns den Film „Harry Potter und die Heiligtümer des Todes, Teil 1“ ansahen. Das Traurigste fand ich, dass der Dobby mit einem Messer in der Brust tödlich getroffen wurde und in den Armen von Harry starb. Nach dem Kinofilm gingen wir zu Pizza Hut, mit der Internatsgruppe aßen wir das letzte Mal im Restaurant zusammen.

PRAKTIKUM, PHYSIO & LEBENSHILFEWERK

Ich machte mein zweites Praktikum vier Wochen bei Andreas in der Physiotherapiepraxis am Empfang, wo ich die Personalien von der Krankenkassenkarte der Patientenneuanmeldung aufnahm. Die Krankenkarte steckte ich in ein Kartenlesegerät, um die Daten der Patienten aufzunehmen. Ich habe nur am Empfang im Wartezimmer die Patienten empfangen oder habe die Patientenneuanmeldung aufgenommen. Er hat mir sogar die Schlüssel der Praxis anvertraut. Der Taxifahrer, Rolf oder Steffen, fuhr mich früh von Ilmenau nach Erfurt. Wir nahmen noch zwei Fahrgäste mit, die in eine Förderschule in Erfurt gingen, erst danach wurde ich zum Praktikum gefahren. Rolf fuhr mich an diesem Tag, er fuhr mit dem Taxi, einem gelben Auto, in den Innenhof der Praxis, wo er meinen Aktivrollstuhl aus dem Kofferraum der Mercedes-Benz-B-Klasse rausnahm und aufklappte, um mich umzusetzen. Ich fuhr mit ihm im Personenaufzug in die zweite Etage. Rolf öffnete die Tür mit dem Schlüssel, den mir Andreas anvertraut hatte, um hineinzukommen. Er brachte mich noch hinein ins Warme und ging. Ich fuhr selbstständig auf die Toilette, um meine Blase zu leeren. Die Urinflasche, die ich aus dem Stoffbeutel nahm, hielt ich in der rechten Hand, meinen Pullermann hielt ich in die Urinflasche aus Kunststoff und entleerte darin meine Blase. Nach dem Entleeren der Blase leerte ich den Inhalt ins Klo und spülte.

Ich stellte die Heizung auf 5 in jedem Raum der Praxis. Bis Andreas kam, sah ich nach, was heute noch so anstand.

Nach den vier Wochen in der Physiotherapiepraxis machte ich noch zwei Wochen Praktikum im Berufsbildungsbereich (BBB) der Lebenshilfewerkstatt bei Monika, Michael und Peter. Wir montierten die Stecker für die Tiptronic-Schaltung und bauten einen Zug für den Autotüröffner.

In der Werkstatt kannte ich noch einige noch von der Emil-Petri-Schule wie Katrin, Yvonne, Maria, David und Paul.

Nach dem Praktikum begann ich meine Berufsausbildung im BBB. Im Montage- und Verpackungsbereich bearbeitete ich Steckerverbindungen, die für die Tiptronic hergestellt wurden. Die vier Kontaktstifte aus Metall habe ich einzeln in die Steckverbindung aus Kunststoff zusammengesteckt und in einem Karton verpackt. Bautenzüge, die für die Autotüröffner hergestellt wurden, habe ich per Hand zusammengesteckt und in einer Kiste verstaut. In der ersten Kreativstunde habe ich einen Papierkorb geflochten. An den Korbflechtboden waren die Starken aus Holzstäben mit Schrauben angeschraubt, die Holzstäbe hat mein Betreuer an der Bandsäge im Werkraum einige Zentimeter gekürzt. Das nasse Peddigrohr lag in einer Schüssel gefüllt mit Wasser, den Korbboden mit den festgeschraubten Starken legte ich auf den Tisch, das Peddigrohr nahm ich in die rechte Hand und flocht die Starken, bis ich den Papierkorb fertiggeflochten hatte.

Am Ende des Arbeitstages haben wir gemeinsam Gesellschaftsspiele gespielt. Ich spielte gerne das Kartenspiel „Knack“, wo man drei Karten auf der Hand hat und drei Karten aufgedeckt auf dem Tisch liegen. Wenn man gute Karten auf der Hand hatte, ist man geschwommen, mit Schwimmen ist gemeint, dass man eine Runde weiterspielen möchte, mit dem Satz „Ich mache zu“ konnte man die Runde beenden.

Weil man schlechte Karten auf der Hand hatte, damit man ein Knack machen konnte, musste man König, Bube oder Dame auf der Hand und ein Ass auf dem Tisch aufgedeckt liegen haben. Wenn man Knack oder einunddreißig machte, war die Runde somit beendet und gewonnen. Bei den Karten 7, 8 und 9 gibt es so viele Punkte wie die Zahl auf der Karte, bei den Karten König, Dame, Bube und 10 gibt es zehn Punkte, bei Ass gibt es elf Punkte.

Nach dem Abschuss der Eignungsabklärung im ICP München musste ich einen Termin bei einer Physiotherapiepraxis in Ilmenau ausmachen. In München hatte ich meine Therapie in der Einrichtung des ICPs gemacht, da musste ich keine Praxis suchen. Ich machte einen Termin bei der Physiotherapeutin Maria Krauß aus, meine Therapie habe ich im Mai an einem Dienstag begonnen. Bei der Physiotherapie wird mehr die physikalische Beeinträchtigung gefördert.

Im Jahre 2012 hatte uns die Neurologin Frau Dr. Thieme, bei der wir in der Helios Klinik Erfurt in neurologischer Behandlung waren, die Ergotherapie empfohlen, weil es für die meisten neurologischen Patienten mit Muskelschwund vorteilhaft wäre, mit der Therapie die beeinträchtigten motorischen Fähigkeiten zu verbessern. Wir machten einen Termin bei der Praxis für Ergotherapie Daniel Röbisch aus. Meine erste Therapie habe ich im Januar an einem Montag begonnen. Bei der Ergotherapie, die vielfältiger als andere Therapieformen ist, werden motorische, physikalische und kognitive Beeinträchtigungen gefördert.

Im Juli 2013 habe ich die Berufsausbildung im Berufsbildungsbereich beendet. Nach dem Sommerurlaub bin ich in die Montage 7 zu Andreas gekommen. Ich habe mich selbst meinen Kollegen mit Name und Alter vorgestellt. Natürlich habe ich ihnen nicht gesagt, wo ich geboren worden bin, weil man es als behinderter Mensch im Rollstuhl schon schwer genug hat. Am schlimmsten wäre es, wenn ich eine farbige, homosexuelle, behinderte Frau mit Migrationshintergrund wäre und noch im Rollstuhl sitzend.

Der Pulmologe Herr Dr. Hesse aus Arnstadt hat mich und meinen Bruder nach Suhl ins Schlaflabor zur Untersuchung überwiesen, da die Sauerstoff- und Blutwerte zu niedrig waren. Bei Muskelschwund sind auch oft die Organe betroffen, weil sie auch Muskeln sind, die an Kraft verlieren. Man stirbt nicht, weil Muskeln wie Arme und Beine an Kraft verlieren, sondern an einem Organversagen, wobei Herz und Lunge sehr oft betroffen sind. Im Januar an einem Montag bin ich mit meinem Bruder, der an derselben Muskelerkrankung leidet, ins Schlaflabor. Wir waren zwei Tage lang zur Untersuchung dort, unsere Mutter hat uns begleitet.

Bei der Untersuchung schläft man nicht wie zu Hause im eigenen Bett, sondern man wird mit Elektroden am Kopf und einem Blutdruckmessgerät am Finger verkabelt. In der Nacht wurden wir zusätzlich von einer Schlafkamera überwacht, es kam mir vor wie bei der TV-Show „Big Brother“, wo sich Promis freiwillig einsperren lassen und rund um die Uhr von Kameras überwacht werden. Am nächsten Tag wurden wir von den Elektroden und der ganzen Technik befreit, erst am Mittwoch konnten wir entlassen werden. Mein Vater hat uns mit dem Auto von Suhl aus dem Schlaflabor abgeholt. Ich bekam mein erstes Beatmungsgerät, das ich nur in der Nacht nutzte.

Im selben Jahr habe ich mit meinem Betreuer Andreas den Antrag für die Sozialassistenz beim Sozialdienst gestellt, einige Monate später habe ich den Sozialassistenten Denny bekommen, der mir bei Dingen wie An- und Auskleiden half. Er hat für mich das Essen und den Arbeitsplatz vorbereitet, beim Rollstuhlschieben und Toilettengang half er mir noch zusätzlich.

Beim Frühstück habe ich meine belegten Brotscheiben gegessen, die von meiner Mutter in acht Stücke geschnitten wurden, damit ich sie mit der Gabel selbstständig essen konnte, weil ich meine Arme kaum heben konnte. Meinen Tee, den ich in der Thermoskanne von zu Hause mitnahm, hat mir mein Assistent in eine Tasse eingeschenkt. Meinen Tee trank ich mit einem Plastiktrinkhalm, meinen Pudding oder Joghurt aß ich ganz normal mit einem Löffel. Beim Mittag aß ich das geschnittene Essen selbstständig mit der Gabel, meinen Tee trank ich wie in der Frühstückspause aus der Tasse mit einem Plastiktrinkhalm. Die meisten Menschen fragen, woher man kam, aber sie meinen damit, wo man geboren wurde. Man müsste wie Nicole antworten, die mit mir in BBB und in die Montage ging: „Ich bin im Krankenhaus geboren."

In den meisten Fällen stimmt es, aber bei mir war es andersrum, denn ich bin zu Hause in Petersberg geboren. In der Montage 7 hatte ich einen manuellen Hubarm für meinen rechten Arm, damit ich ihn heben und die Montagearbeit machen konnte. In der M7 haben wir die gleichen Arbeiten wie im BBB gemacht, nur dass wir die Arbeit „Pumpenflanschen verpacken" nicht machten. In der Montage hatte ich die Arbeit „Dichtungsgummi", wo ich die Dichtung von dem Ausschuss trennte und sie auf Zehnerstapel legte. Die Bautenzüge für die Autotüröffnung habe ich mit der Hand zusammengesteckt. Die Metallkontaktstifte habe ich mit der Kunststoffsteckverbindung zusammengesteckt und sie in Kartons verpackt. Zusätzlich zur Montage habe ich in der Zentrale Telefonate angenommen und weitergeleitet, zum Glück hatte ich ein Bluetooth-Headset, das mit dem Zentraltelefon verbunden war. Ich habe oft Wäschekunden zur Wäscherei weitergeleitet, ab und zu mal machte ich auch die Durchsagen durch die Lautsprecher der Werkstatt. Ich war bei der Werkstattzeitung, wo ich Zeitungsartikel für die Leser schrieb, damit man die Neuheiten, die es in der Lebenshilfewerkstatt gab, lesen konnte. Auf Word schrieb ich meine Artikel wie über das Hallenfußballturnier in der Ilm-Sporthalle. Beim Werkstattchor „Die Sonnensinger" habe ich noch zusätzlich teilgenommen und bei einem Auftritt in Sömmerda mitgemacht.

URLAUB BUDAPEST

In den Sommerferien 2013 sind wir zum ersten Urlaub nach Budapest gefahren, den ich selbstständig online im Internet gebucht hatte. Wir fuhren mit dem Auto in der Nacht auf der Autobahn von Ilmenau nach Budapest. Nach der über tausend Kilometer langen Fahrt kamen wir um die Mittagszeit in Budapest an. Mein Vater parkte den silbernen Van in einer Tiefgarage, dann meldeten wir uns bei der Ferienunterkunft an.

Ein Glück konnten wir uns mit dem Ferienwohnungsbetreiber auf Deutsch unterhalten. Er zeigte uns die Wohnung und übergab uns die Schlüssel. Mein Bruder und ich warteten in der Wohnung, meine Schwester wartete in der Garage beim Auto, bis unsere Eltern das Gepäck aus dem Auto ausgepackt hatten. Am Nachmittag gingen wir durch das Stadtzentrum und haben uns angesehen, was es so in der Nähe der Ferienunterkunft gab. In der Einkaufshalle, die einem Bahnhofsgebäude ähnelte, wurden ungarische Regionalprodukte angeboten. Mein Vater hat bei der Bank die europäische Währung Euro in die ungarische Währung Forint umgetauscht. Nicht jedes Land der Europäischen Union hat die Eurowährung angenommen. Wenn man im Ausland gerne Urlaub machen will, ist es besser, das Geld bei der Bank umzutauschen und nicht in Wechselbuden. Von solchen Wechselbuden sollte man am besten die Finger lassen.

Ich schlief mit meinem Bruder im Wohnzimmer auf einer Schlafcouch, meine Eltern und meine Schwester schliefen im Bett. Die Wohnung hatte ein Bad, zwei Schlafzimmer, Küche, Balkon, Wohn- und Esszimmer. Am zweiten Tag machten wir eine Schifffahrt über die Donau. Wir sind bis zur Anlegestelle gegangen, von dort aus wurde ich mit dem Rollstuhl vorne an beiden Fußstützen von meinem Vater und hinten an beiden Griffen von einem Mann namens Giotto angepackt, über zwei Schiffe haben sie mich getragen. Bei Giotto muss man immer an die süße Nascherei von dem italienischen Süßwarenhersteller denken, essen konnte man ihn nicht, aber anpacken konnte er. Als mein Bruder, der auch im Rollstuhl sitzt, und ich auf dem Schiff waren, ging es mit der Donaufahrt los. Wir saßen im Schiff, wo wir uns Kopfhörer auf den Kopf setzten. Uns wurden die Sehenswürdigkeiten mit der passenden Geschichte in deutscher Sprache erklärt. Es wurde über die Entstehung Ungarns und den Hunnenkönig Attila gesprochen.

Das Schönste an der Fahrt war, dass sie über die Brücken sprachen und wie sie nach dem Zweiten Weltkrieg, als sie von der Bombardierung zerstört wurden, wiederaufgebaut wurden.

Nach der Schifffahrt über die schöne blaue Donau gingen wir in der Nähe unserer Unterkunft in einem ungarischen Restaurant essen. Wir bestellten uns Gulasch. Bis das Essen kam, trank ich den alkoholfreien Cocktail Ginger Ale. Als das Essen mit den kleinen Portionen da war, trauten wir unseren Augen nicht, wir bekamen auf großen Tellern das Essen serviert. Ich dachte mir, wenn die kleine Portion so groß ist, wie sieht dann die große Portion aus? Meine Mutter hat mir das Essen in mundgerechte Stücke geschnitten, damit ich selbstständig essen konnte. Nach dem Essen machten wir gemeinsam einen Spaziergang. Mein Bruder und ich saßen im Rollstuhl, während meine Schwester und meine Eltern uns abwechselnd durch Budapest schoben.

Am dritten Tag sind wir über die grüne Freiheitsbrücke gegangen. Wir machten eine Besichtigungstour in der Felsenkirche, wo man holzgeschnitzte Heiligenbilder sah. Bei der sengenden Hitze tat es gut, sich im Schatten abzukühlen. Nach der Besichtigung wurden mein Bruder und ich einen Hügel bis zu einem Aussichtshügel hochgeschoben. Ab dort gingen nur Treppenstufen weiter, wo wir mit den Rollstühlen nicht weiterkamen, deshalb sind mein Vater und meine Schwester bis zum Weltkriegsdenkmal, wo sie die Flakgeschütze und Freiheitsstatue von Budapest sahen. Wir warteten im Schatten auf sie, als sie von den Hügeln die Treppen runterkamen. Danach wurden wir nicht den Hügel hinabgerollt, sondern hinabgeschoben, bis zu einem Spielplatz unter schattenspendenden Bäumen. Dort machten wir eine Pause. Meine Eltern haben wie erwachsene Kinder auf einer Wippe gewippt und dabei riesen Spaß gehabt.

Es war schon Abend, als wir in der Nähe unserer Unterkunft in einer Passage in dem ungarischen Restaurant ankamen, wo wir jeden Abend essen gegangen sind. Am vierten Tag morgens ging mein Vater gemeinsam mit meiner Mutter in die große Markthalle, um für das Frühstück einzukaufen. Als meine Eltern vom Einkaufen zurück waren, weckte meine Mutter mich zuerst, um mich zu waschen und anzuziehen. Während ich mit meinem Vater und meiner Schwester frühstückte, machte meine Mutter meinen Bruder fertig. Nach dem Frühstück gingen wir in der Stadt gemeinsam spazieren und besuchten die Synagoge in der Dohány-Straße. Wir sahen das aus Backstein gepflasterte Gebäude mit vergoldeter hebräischer Schrift und Davidsternen an den Fenstern.

In das Gebäude sind wir nicht reingegangen, weil eine lange Menschenschlange anstand und wir keine Geduld hatten, ewig anzustehen. Von der Synagoge gingen wir zur St.-Stephans-Basilika. Das Gotteshaus konnten wir im Rollstuhl nur von außen sehen, da es nur Treppenstufen gab, sowas wie eine Rampe gab es leider nicht. Wie heißt es in der Bibel? Vor Gott sind alle Menschen gleich. Aber die meisten Kirchen haben die Barrierefreiheit vernachlässigt. Nachdem wir die Sehenswürdigkeiten bestaunt hatten, gingen wir in eine Hardrockbar, wo wir draußen Eis aßen. In jedem Lokal suchten wir überall vergeblich nach Eis, aber es gab keines. Wenn die Ungarn als Erstes in Europa Eiscreme erfunden hätten, dann wäre es Paprikaeis. Als Souvenir machte mein Vater ein Foto mit der Digitalkamera von mir im Rollstuhl mit einer hübschen ungarischen Dame in traditioneller Tracht.

AUTOPANNE

Am letzten Tag packten wir alles ins Auto und fuhren zu unserer Verwandtschaft nach Rumänien, wo wir anderthalb Tage blieben. Nach dem Verwandtenbesuch fuhren wir mit dem bepackten Van durch Rumänien und Ungarn. Mitten in der Nacht standen wir bei Wien in Österreich am Standstreifen der Autobahn mit dem Auto fest, das einen Getriebewellenschaden hatte. Dadurch konnte das Auto mit uns und dem gesamten Gepäck nicht weiterfahren. Meine Mutter ist mit der Bergwacht verbunden worden, sie schilderte das Problem, dass unser Auto, in dem zwei Rollstuhlfahrer sitzen, die nicht aus dem Auto aussteigen können, auf dem Standstreifen steht und nicht weiterfahren kann. Mein Vater nahm seine Warnweste, die unter dem Fahrersitz lag, heraus. Er schaltete die Warnblinker an und zog fix die Weste an. Danach stieg er aus dem Fahrzeug, nahm das Warndreieck aus dem Kofferraum und stellte es 250 Meter hinter dem Auto auf, damit uns andere Autofahrer sehen konnten. Die Bergwacht hatte dem ÖAC gemeldet, dass wir eine Panne haben. Nach gefühlten zehn Stunden kam ein Abschleppdienst des ÖAC. Der Abschlepplastkraftwagen nahm das Auto und hob uns mit einem Autokran auf die Ladefläche, wo das Fahrzeug befestigt wurde.

Mit dem Abschlepper wurden wir bis zu einer Autowerkstatt gefahren, wo das Auto zum Reparieren blieb. Von der Werkstatt wurden meine Mutter, mein Bruder und ich mit einem Taxi zum Hotel gefahren. Wir warteten am Empfang, bis mein Vater und meine Schwester mit dem Taxi ankamen.

Als wir alle im Hotel waren, gingen wir auf die Zimmer, um zu schlafen.

Früh am Morgen gingen meine Eltern zum Auto in die Werkstatt, die Autoschrauber der Werkstatt sagten, dass das Auto einige Tage in der Werkstatt bleiben muss, bis es repariert wird. Meine Eltern riefen den ADAC an, dass wir ein Mietfahrzeug bräuchten, um nach Hause zu fahren. Weil mein Vater am nächsten Tag arbeiten musste, konnten wir nicht in Wien bleiben. Meine Schwester blieb mit meinem Bruder und mir im Hotelzimmer, bis meine Eltern mit dem Mietwagen da waren. Als meine Eltern wieder da waren, packten meine Schwester und Eltern alles ins Auto. Das Auto stand vor dem Hotel geparkt, mein Vater setzte mich vom Rollstuhl auf den Beifahrersitz, mein Bruder wurde von meinen Eltern vom Rollstuhl auf die Rückbank hinten links umgesetzt. Sie packten zuerst unsere Rollstühle zusammengeklappt in den Kofferraum, bevor sie das Gepäck als Letztes verladen haben. Ihr wollt bestimmt wissen, welchen Mietwagen wir hatten. Wir fuhren mit einem französischen Citroën C4 Picasso der Firma Sixt von Wien bis nach Ilmenau, es war sehr anstrengend, aber auch abenteuerlich.

Früher, als ich noch laufen konnte, habe ich meinem Vater bei der Autopflege und beim Schrauben geholfen. Jeden Frühling fuhren wir mit dem Auto in die Waschanlage. In der Anlage regnete es mit Hochdruck, ohne dass man einen Regentanz machen musste. Wenn einem der Regentanz reichte, konnte es zur Schaumparty weitergehen, wo man richtig mit Waschbürsten eingeschäumt wurde. Nach dem Regentanz und der Schaumparty wurde man mit einem Luftdruckföhn geföhnt, der das Fahrzeug trocknete. Als wir mit der Außenreinigung fertig waren, machten wir die Innenreinigung im Fahrzeuginnenraum. Ich habe die Fußmatten aus dem Fahrer- und Fahrgastraum rausgeholt und mit dem Staubsauger den Boden, den Kofferraum, die Sitze und die Zwischenräume gesaugt, wo sich Krümel oder sogar Mützen befanden. Mit einem Kunststoffreinigungsgel, das auf einen Küchenschwamm aufgetragen wurde, reinigten wir die Türverkleidung, die Dichtungsgummis und das Armaturenbrett aus Kunststoff.

Als Letztes polierten wir den Autolack mit Politur und einem feinen Mikrofasertuch, damit man den schönen Lack nicht zerkratzte. Am Parkplatz vor dem Block machten wir den Reifenwechsel. Mein Vater hob das Auto mit dem Wagenheber hoch, bevor wir mit dem Akkuschlagschrauber die Radschrauben der Reifen lösten. Die Winterreifen haben wir abmontiert, bevor die Sommerreifen montiert wurden. Mein Vater brachte die Winterreifen einzeln in den Keller, Felgen und Reifen wurden mit einem nassen Lappen aus dem Eimer gewaschen. Die Reifen wurden mit einem Küchenschwamm, auf dem Reifenreinigungsgel aufgetragen war, eingerieben, damit sie bis zum nächsten Winter eingelagert bleiben konnten.

KURBAD SOODEN-ALLENDORF

Im September 2013 bin ich mit meiner Mutter und meinem Bruder nach Bad Sooden-Allendorf in Hessen in die Klinik Hoher Meißner zur Kur gefahren. Mein Vater nahm sich an diesem Montag von der Arbeit frei und fuhr uns mit einem ausgeliehenen roten Transporter des Vereines Dampfbahnfreunde mittlerer Rennsteig e. V. Mit der Dampflok 94 1538 vom Dampfbahnverein kann man von Ilmenau bis zum Rennsteig eine traditionelle Dampfbahnfahrt durch den Thüringer Wald machen. Oben am schönen Rennsteig kann man auf dem bekannten Rennsteig-Weg durch den Thüringer Wald wandern. Ich wurde wie immer von meinem Vater vom Rollstuhl ins Auto auf den Beifahrersitz umgesetzt, mein Bruder wurde von meinen Eltern mit einem Personenlift auf die rechte Rückbank gehoben.

Mein Vater packte mit meiner Mutter Lifter, Elektrorollstuhl, zwei Schieberollstühle und Beatmungsgeräte für die Nacht ein, bevor das Gepäck für die drei Wochen Kuraufenthalt eingeladen wurde.

Wir fuhren mit dem Transporter, weil in unserem Van nicht genügend Platz war. Um die Mittagszeit kamen wir in Bad Sooden-Allendorf an. Meine Eltern haben sich an der Anmeldung der Kurklinik Hoher Meißner angemeldet. Bis sich meine Eltern anmeldeten, warteten mein Bruder und ich im Transporter. Als sie zurück waren, packten sie zuerst die Taschen und den Rollkoffer aus dem beladenen Kofferraum aus, mein Vater setzte mich vom Beifahrersitz in meinen Elektrorollstuhl um. Als endlich mein Bruder in seinem

Pflegerollstuhl saß, fuhr ich mit dem Rollstuhl in den Empfangsraum. Mein Vater nahm die Taschen in beide Arme und den Rollkoffer in die rechte Hand, meine Mutter drückte den Aufzugknopf. Wir stiegen gemeinsam in den Aufzug und fuhren in die dritte Etage nach oben. In der dritten Etage fuhr ich vom Aufzug meinem Vater bis zu unserem Zimmer hinterher. In das Zimmer, das nur ein Zweibettzimmer war, wurde ein drittes Bett für meine Mutter gestellt. Nach dem Auspacken des Gepäcks und Einräumen des Zimmers gingen wir zusammen bei schönem warmem Septemberwetter mit meinem Vater in der Umgebung spazieren. Als wir von dem Spaziergang zurückkamen, verabschiedeten wir uns von meinem Vater, weil er am nächsten Tag in die Arbeit bei den Dampfbahnfreunden gehen musste. Er machte eine längere Arbeitsmaßnahme bei dem Verein, wo er Wagons restaurierte.

Wir standen um 6 Uhr morgens auf, meine Mutter wusch und zog uns beide an. Nach dem Anziehen setzte sie meinen Bruder mit dem Lifter in den Pflegerollstuhl um. Sie hat anderthalb Stunden mit meinem Bruder und mir gebraucht, bis sie uns gewaschen, angezogen und vom Bett in den Rollstuhl umgesetzt hatte. Meine Mutter schob meinen Bruder in den Flur und verschloss hinter uns die Tür. Ich fuhr den beiden mit dem Elektrorollstuhl bis zum Aufzug hinterher, wir stiegen in den vollen Aufzug ein und fuhren in die erste Etage.

Ich fuhr mit meinem Elektrorollstuhl in den vollbesetzten Speisesaal, vorbei an Menschen, die blind und ohne Rücksicht durch die Gegend liefen. Man muss als Rollstuhlfahrer auf die Füße der Fußgänger achten und noch nebenbei den Rollstuhl steuern. Mein Bruder und ich saßen am Tisch im Speisesaal, bis unsere Mutter frische Brötchen, Wurst, Gemüse, Butter und Marmelade auf zwei Tellern brachte. Unser Tisch war mit Tellern, Besteck, Tassen und einer vollen Kanne Tee gedeckt. Den Tee schenkte uns meine Mutter ein und schmierte uns die Brötchen. Die Tabletten nahm ich morgens mit Tee ein, aus der Tasse trank ich meinen Tee mit dem Trinkhalm, weil ich die Arme nicht mehr selbstständig heben konnte. Nach dem Frühstück gingen wir zum Aufnahmegespräch. An einem Freitagnachmittag in der ersten Kurwoche besuchten wir das Gradierwerk. Damals wurde im Gradierwerk auf einem mit Reisigbündeln gefüllten Holzgerüst der Salzgehalt im Wasser erhöht, sozusagen gradiert. Gradieren bedeutet, einen Stoff in einem Medium konzentrieren. In diesem Werk wurde Speisesalz gewonnen. Ich konnte mit dem Elektrorollstuhl auf einer Rampe um das Holzgerüst fahren. Das Salz ist für Menschen mit Atemwegserkrankungen gut, damit die Atemwege besser arbeiten.

Wir kauften im Rewe und Lidl für das Wochenende ein. Nach dem Einkauf schob meine Mutter meinen Bruder im Rollstuhl, während ich mit den vollgepackten Einkäufen in der Rollstuhltasche fuhr. Bis zur Klinik mussten wir einen steilen Berg hoch. Meine Mutter hat mit gesamter Frauenpower den Rollstuhl mit meinem Bruder den steilen Berg alleine hochgeschoben. Ein Glück musste sie mich nicht auch noch hochschieben, weil mich mein Elektrorollstuhl den Berg mit E-Power hochfuhr. Auf jeden Fall fuhr er nicht selbstständig, ich musste den Steuerhebel schon betätigen, sonst fuhr er nicht.

Am nächsten Tag bekamen wir Besuch von meinem Vater. Wir gingen mit ihm zusammen ins kureigene Café, wo wir gemeinsam Kuchen aßen. Wir drei tranken Cappuccino und er trank Kaffee. Nach dem Kaffee und Kuchen machten wir einen gemeinsamen Spaziergang in Bad Sooden-Allendorf. An einem Samstag in der zweiten Kurwoche wollten wir mit der Bahn nach Göttingen fahren, doch der Bahnhof hatte keine Rollstuhlrampe, damit ich mit dem Elektrorollstuhl in die Bahn reinfahren konnte. Meine Mutter fragte im Bahnhof nach, aber es gab natürlich keine Lösung für Rollstuhlfahrer. Da wir leider nicht nach Göttingen fahren konnten, gingen wir abends ins Kurtheater, um den Film „Turbo" auf der Leinwand zu sehen. In dem Film ging es um eine kleine Schnecke, die den Traum hatte, die schnellste Schnecke der Welt zu werden. Die Schnecke namens Turbo hat ihr Ziel erreicht und wurde doch noch die schnellste Schnecke der Welt. Im Kino waren wir nur zu dritt, was wir in noch keinem Kino erlebt hatten, es war auch mal schön, dass wir das Kino für uns alleine hatten.

Nach dem Kino fuhr ich mit dem Elektrorollstuhl und meine Mutter schob meinen Bruder im Rollstuhl. Vom Zentrum gingen wir in die Kurklinik zurück. Nach dem Kinobesuch machten wir im Speisesaal unser Abendbrot. Wir sahen ein wenig fern, bevor wir ins Bett zum Schlafen gingen, um früh am Morgen aufzustehen. Zu Hause konnten wir bis 9 Uhr schlafen, hier mussten wir schon um 6 Uhr aufstehen, damit wir es zeitig zum Frühstück schafften. Bei der Fangobehandlung lag ich zwanzig Minuten in einer Behandlungskabine auf der Liege auf dem Bauch, während die warmen Fangopackungen die Muskeln und meinen gesamten Körper entspannten. Der Fango ist ein vulkanischer Mineralschlamm. Die Schlammpackung wird mit Gesteinspulver und Wasser zu einem Brei aus Schlamm oder Lehm aufgemischt. Die Packung aus Schlamm wird in einem Ofen auf

45 bis 50 Grad erhitzt. Nach dem Erhitzen wurde mir die Folie mit dem Fango auf den Rücken gelegt. Ich wurde wie eine eingepuppte Raupe im Kokon in ein Leintuch eingewickelt, damit die abgegebene Wärme des Fangos nicht entweicht und tief ins Gewebe eindringen konnte. Die Wärme half mir gegen meine Muskelverspannung. Es hat mehrere Gründe, wieso Verspannungen auftreten, bei mir kommt die Verspannung, weil ich durch meine Grunderkrankung den ganzen Tag sitzen muss. Gegen meine Muskelverspannung bekam ich eine Massagebehandlung. Es massierte mich nicht, wie ihr gleich denkt, eine junge Masseurin, sondern ein Masseur mit groben Männerhänden. Ich bekam eine Bein-, Rücken- und Nackenmassage, während ich auf der Behandlungsliege auf dem Bauch lag. Den Kopf legte ich auf die Kopfstütze, die eine Aussparung hatte, in der ich meinen Kopf ablegen konnte.

Bei der Physiotherapie machte ich jeden Tag meine dreißigminütige Therapie. Auf einer Liege machte ich Gleichgewichtsübungen mit beiden Beinen mit einem Softball, am MOTOmed bewegte ich beide Beine und Arme in Vor- und Rückwärtsbewegungen. Nach der Übung war ich sehr überzeugt. Am nächsten Tag fragte ich den Physiotherapeuten, was man machen muss, um ein MOTOmed zu bekommen. In der Ergotherapie, die ich zweimal in der Woche eine dreiviertel Stunde lang machte, wurden beide Hände und Fingergelenke gedehnt. Dreimal in der Woche machte ich Handbewegungen in einer beheizbaren Schüssel, wo man in feinsten Kieselsteinen die Hände bewegte. In der zweiten Woche des Kuraufenthalts traf ich eine junge Frau, die nach einem Unfall bis zur Hüfte gelähmt war. Sie hat sich mit mir über den Umbau des Transporters VW T5 unterhalten. Sie erzählte, dass der Umbau bis zu 50.000 Euro gekostet hat und dass das Fahrzeug eine Rollstuhlverladerampe und ein extra angepasstes Lenkrad hatte, damit sie das Auto selbstständig fahren konnte.

Im März 2014 fuhren wir meine Schwester zum Flughafen Berlin Tegel, von dort flog sie das erste Mal mit einem Passagierflugzeug zwölf Stunden bis nach New Jersey. Damals ist man mit dem Schiff viele Monate auf dem Atlantik gefahren, bis man ankam. In New Jersey wurde sie von der Au-pair-Familie mit dem Auto vom Flughafen abgeholt. Nach einigen Monaten durfte sich meine Schwester eine Woche von der Familie freinehmen. Sie fuhr mit dem Zug bis nach New York. In New York ging sie bei Nebel und Regen durch den Central Park mit Regenschirm spazieren. Sie sah den Central Park, das Empire State Building und die Freiheitsstatue.

Von ihrem einwöchigen Urlaub flog sie nach New Jersey zu ihrer Au-pair-Familie zurück. Nach zwei Monaten musste sie die erste Au-pair-Familie verlassen, weil meine Schwester die sechs- und achtjährigen Jungen in der Judo-Kampfsportschule für ein paar Minuten mit den Kindern und dem Kampfsporttrainer beim Training ließ, bis sie das Auto in der Tankstelle an der Zapfsäule getankt hatte, weil die Gastmutter wollte, dass das Auto immer aufgetankt blieb. Der ältere Sohn der Au-pair-Gastmutter hat ihr erzählt, dass meine Schwester die zwei Jungs allein beim Kampfsporttraining ließ, obwohl der Trainer mit den Kindern zusammen trainierte. Bei der zweiten Au-pair-Familie blieb sie auch nur zwei Monate.

Bis meiner Schwester eine neue Au-pair-Familie zugewiesen wurde, flog sie nach San Francisco. Dort sah sie die Golden Gate Bridge und ging durch die Balmy Alley, wo viele Graffitikünstler die Straßen mit bunten Graffitis besprühten. Mit dem berühmten Cable Car fuhr sie durch San Franciscos steile Straßen.

URLAUB ROMA

In den Sommerferien sind wir mit dem silbernen Van nach Rom gefahren. Es ging durch Österreich und die Schweiz. Wir fuhren den Bergpass der Alpen durch Tunnel aus festem Alpenmassivgestein. Als wir nach den Schweizer Alpen durch Frankreichs und Italiens Mautstationen fuhren, mussten wir mit Geld oder Karte bezahlen. In der Nacht um 1 Uhr kamen wir ein wenig später an, weil in allen fünf Ländern die Sommerferien gleichzeitig begonnen haben und wir oft im Stau standen. Mein Vater parkte das Auto vor der Wohnung. Meine Eltern packten zuerst die Rollstühle aus dem Kofferraum aus, mein Vater setzte mich vom Beifahrersitz in den Schieberollstuhl um. Sie mussten beide zusammen meinen Bruder von der linken Sitzbank in den Pflegerollstuhl umsetzen. Ich wollte in meinem Rollstuhl mit dem Aufzug in die erste Etage fahren, aber ich passte mit meinem breiten Rollstuhl nicht in den engen Aufzug. Ein Glück passte mein Bruder ohne Fußklappen mit dem Rollstuhl in den Aufzug rein. Ich musste im Rollstuhl im Flur warten, bis mein Vater mit dem Rollstuhl meines Bruders runterkam. Meine Mutter setzte mich aus meinem Rollstuhl in den Rollstuhl meines Bruders um. Beide Beine musste ich im Aufzug wie ein Gummimensch überkreuzen. Als die Beine in den Aufzug eingezwängt waren, bin ich in die erste Etage hochgefahren. Bis meine Eltern die Reisetaschen und Beatmungsgeräte in die Wohnung trugen, blieb ich im Wohnzimmer im Rollstuhl sitzen, bis endlich meine Eltern den Kofferraum entladen haben und alles in die Ferienwohnung brachten.

Mein Bruder lag schon im Bett, meine Mutter legte mich ins Schrankklappbett auf die rechte Bettseite neben ihn. Sie mussten wie in einer Jugendherberge im Etagenbett schlafen. Mein Vater schlief oben und meine Mutter unten im Bett. Früh an einem Sonntagmorgen regnete es von morgens bis mittags durch. Erst nachmittags hat es aufgehört, zu regnen. Wir gingen an diesem Tag durch die Stadt spazieren. In der Nähe der Wohnung war ein Sonntagsmarkt, wo ich mir eine Schildmütze mit der Aufschrift „Roma" kaufte.

Nach dem Einkaufsbummel gingen wir zur Stadtmitte, meine Eltern schoben uns im Rollstuhl zu Fuß.

Wir kauften uns an einem Kiosk eine Stadtkarte und sahen, dass es ein Nationalmuseum in der Nähe gab. Wir gingen ins Museum, der Eintritt war für uns alle kostenfrei, weil Begleitpersonen und Behinderte kostenfreien Eintritt bekommen.

Im Museum sahen wir römische Rüstungen, Gefäße, Masken, Büsten, Statuen und das Stadtmodell.

Im Museumsinnenhof standen Tierkopfstatuen von Stier, Nashorn und Elefant. Am dritten Tag fuhren wir mit der U-Bahn bis zum Vatikan. Von der U-Bahn-Station Ottaviano gingen wir bis zum Eingang des Vatikans. Wir passierten die Metalldetektorenschranke, die Rucksäcke legten wir auf ein Rollband, das durch einen Metalldetektor-Scanner fuhr, erst dann durften wir in den Vatikan. Wir fuhren mit einem Holzaufzug nach oben zum Haupteingang, dort beim Eingang sahen wir ein Stadtmodell vom Vatikan, die Namen von allen Päpsten sahen wir uns bei der Ausstellung an.

Nach der Ausstellung gingen wir zum Chiaramonti Museum, wo wir Büsten, Statuen, Wand- und Deckengemälde sahen. Nach dem Museumsrundgang gingen wir in den

Petersdom. In der riesigen Kathedrale konnten wir uns bei der Sommerhitze abkühlen, im Dom sahen wir Altäre und Gemälde. Zum Schluss gingen wir auf den Petersplatz, wo der Papst oft seine Kirchenmesse hält. Vom Petersplatz gingen wir zum Castel Sant'Angelo, dann über die Engelsbrücke des Tibers. Zu Fuß gingen wir bis zur Ferienwohnung, es war so gegen Mitternacht, als wir uns bei der Eisdiele Eis kauften und es genüsslich verspeisten. Am vierten Tag gingen wir zum Kolosseum, wo damals im Römischen Reich die blutigen Gladiatorenkämpfe stattfanden. Im Kolosseum gab es einen Glasaufzug, mit dem wir von unten nach oben fuhren. Bei einem Gebäude, das nur 200 Jahre alt ist, wird gemeckert, dass man keinen Aufzug einbauen kann, aber komischerweise können die in Rom in ein 2000 Jahre altes Gebäude einen Aufzug einbauen. Für mich war es schön, dass ich das alte Gemäuer mit der bloßen Hand berühren konnte. Nach dem Besuch des gigantischen Kolosseums wollten wir durch das Forum Romanum gehen. Weil wir nicht mit den Rollstühlen über den antiken kopfsteingepflasterten Weg fahren konnten, sind wir lieber bis zum Piazza Venezia gegangen. Als Letztes besuchten wir den berühmten Trevi Brunnen, der leider ausgepumpt war. Es soll ja Glück bringen, wenn man eine Münze in den Brunnen wirft, aber dafür hätte Wasser im Brunnen sein müssen. Am letzten Tag fuhren wir für sieben Tage zu meinem Cousin nach Cannes, danach fuhren wir wieder nach Hause.

Im August flog meine Schwester von Orlando nach Oslo und von Oslo nach Berlin Tegel. Sie blieb bei ihrer Freundin in Berlin, weil die erste Wohnung in Marzahn gekündigt wurde. Danach blieb sie bei uns, bis sie eine neue Wohnung bekam. Nach dem Au-pair-Jahr in den Staaten machte meine Schwester die dritte Ausbildung als Erzieherin drei Jahre lang und hat sie erfolgreich beendet. Die Tante, die meine Oma alleine ohne Mann großzog, arbeitete früher auch als Erzieherin. Unsere Urgroßtante wäre sehr stolz auf meine Schwester gewesen, wenn sie es nur hätte miterleben dürfen, dass ihre Nachfahrin im selben Beruf wie sie mit Kindern im Kindergarten oder auch in der Kindertagesstätte (Kita) arbeitet.

Wir gingen an einem sonnigen warmen Sonntag im Herbst zu unserer Frau Nachbarin in die Ilm-Kreis-Klinik und besuchten sie dort. Nach dem Besuch im Krankenhaus gingen wir zurück nach Hause. Als wir gemütlich durch den Busbahnhof spazierten, trafen wir den Taxifahrer Rolf, der mich früher mit seiner taxigelben Mercedes-Benz B-Klasse nach München fuhr. Er hielt mit dem Taxi an und fragte mich scherzhaft: „Wann wollen wir denn wieder nach München fahren?“ Nach dem Gespräch verabschiedete ich mich von Rolf und wünschte ihm einen schönen Sonntag. Am nächsten Tag erfuhr ich vom Busfahrer Wolfgang, der meinen Bruder in die Schule fuhr, dass es zu einem Auffahrunfall auf der A71 bei Erfurt Richtung Sömmerda mit einem Taxi und einem LKW-Sattelzug kam. Ein paar Tage später stand es auch in der Zeitung, die meine Mutter wöchentlich liest, dass am Montag auf der A71 bei Erfurt Richtung Sömmerda ein Taxifahrer mit seinem Taxi bei einem Auffahrunfall mit einem LKW-Sattelzug tödlich verunglückte. Die Schulkinder, die als Fahrgäste hinten im Taxi saßen, haben den Auffahrunfall wie durch ein Wunder leichtverletzt überlebt. Einige Wochen später nahm ich mir von der Werkstatt frei, damit ich bei der Trauerfeier von meinem ehemaligen Taxifahrer Rolf, der mich oft nach München fuhr, verabschieden konnte. Die Trauerrede wurde von seinem Angehörigen gehalten. Mir kamen die Tränen vor lauter Trauer, weil ich an die schönen Zeiten von München dachte. Ich dachte daran, wie mich der Rolf aus dem ICP mit einer silberfarbenen Mercedes-Benz E-Klasse abholte. Er erzählte mir, dass mein Vater ihm sagte, dass wir aus Siebenbürgen nach Deutschland ausgewandert waren. Er erzählte mir, dass er früher, als er noch LKW-Fahrer war, Hilfsgüter für die Rumänienhilfe ausfuhr. Ich sagte zu ihm, dass ich nicht gerne darüber rede, dass ich aus Rumänien stamme, es liegt daran, dass manche Gutbürger Migranten in Deutschland nicht als deutsche Bürger ansehen, sondern als dreckige Kanaken, die nur schmarotzen und anderen die Arbeitsplätze wegnehmen.

Im Frühling 2015 habe ich von Herrn Dr. Bauer in der Heliosklinik aus Erfurt ein Krankenrezept für mein neues Beatmungsgerät Vivo 50 bekommen, das gegen die Schlafapnoe helfen sollte, die Atemaussetzer im Schlaf auslöst. Ende April habe ich mein neues Beatmungsgerät Vivo 50 von der Firma Heine Löwenstein bekommen. Ich musste in der Nacht während des Schlafs die Nachtmaske auf die Nase setzen, die durch das lange Tragen eine tiefe Druckstelle hinterließ. Es gibt eine Lösung für die Abdruckstelle auf der Nase: das Druckpflaster aus Silikon, das man auf die Nase setzt, um keine Druckstelle mehr zu bekommen.

Tagsüber nutzte ich in der Wohnung das Beatmungsgerät, aber während ich aß oder mit meiner Familie draußen mit dem Elektrorollstuhl spazieren fuhr, nutzte ich das Gerät nicht.

Die Artikel für die Werkstattzeitung, die ich und andere Schreiber schrieben, wurden selbst in der Werkstatt gedruckt, damit alle in der Werkstatt die Zeitung lesen konnten. Die fertigen Artikel wurden von allen Zeitungsschreibern auf dem Publisher-Programm zu einem Zeitungsartikel erstellt. Einmal in der Woche kamen wir Zeitungsschreiber zusammen, um über die Artikel zu sprechen, die wir für die Zeitung schreiben könnten. Jeder musste über ein Thema einen Artikel schreiben. Ich fuhr am Dienstag mit dem Chor der Ilmenauer Werkstätten, den „Sonnensinger", nach Sömmerda zu einem Chorwettbewerb, der im Volkshaus stattfand. Wir fuhren mit dem Chorleiter Herr Müller, Monika, die im BBB arbeitete, und meiner Mutter, die mich begleitete. Die Monika fuhr uns mit dem blauen Lebenshilfebus, meine Mutter saß als Beifahrerin vorne, ich saß mit meinem Rollstuhl festgezurrt und angeschnallt mit einem zusätzlichen Sicherheitsgurt, um nicht aus dem Bus rausgeschleudert zu werden.

In der ersten Runde sangen wir das Rennsteiglied, das von dem bekannten Sänger Herbert Roth geschrieben und gesungen wurde. Ich musste durch den Hintereingang, wo eine improvisierte Rampe aus Holzbrettern an der Bühne auf den Treppen ausgebreitet lag, sodass man mich die Bühne hochschieben konnte. In der ersten und zweiten Runde konnte man der Gruppe einen Punkt an einer Abstimmungstafel geben, die am besten gesungen hat. Am Ende der zweiten Runde sangen wir das Lied für alle mit dem Chor zusammen. Diesmal stand ich vor der Bühne mit dem Rollstuhl und nicht wie in der ersten Runde auf der Bühne mit dem Chor gemeinsam, während der andere Haufen des Chores auf der Bühne stand und aus voller Stimme sang. Bei dem Chorwettbewerb in Sömmerda hat es leider nicht gereicht, dass wir Sonnensinger gewinnen konnten.

Am Samstag kam meine Sozialassistenzkraft Denny und wir guckten eine Folge der Serie „Two and a Half Men". Charlie nahm seinen Bruder Alan Harper, der als Chiropraktiker arbeitete, in seinem Strandhaus in Malibu auf, um ihm Obdach zu geben, weil seine Exfrau Judith ihn aus dem gemeinsamen Haus rausgeworfen hat. Der Neffe von Charlie, Jake, kam ab und zu mal am Wochenende nach Malibu. Der Lebenshilfe-Busfahrer Frank fuhr mich und meine Sozialassistenzkraft Denny, der mich bei den Dingen, die ich nicht alleine machen konnte, unterstützte. Als wir mit dem Lebenshilfekleinbus an der Ilm-Sporthalle in Ilmenau beim Hallenfußballturnier ankamen, schob mich der Denny in die Sporthalle, wo das Fußballturnier von den Behindertenwerkstätten aus Thüringen ausgetragen wurde. Mein Gruppenleiter Andreas aus der Montage 7 und meine Assistenzkraft hoben mich die Treppenstufen bis zur Mitteltribüne mit dem Rollstuhl nach oben. Es ist einfach nervig, dass in einem modernen Land wie Deutschland keine komplette Barrierefreiheit in der Öffentlichkeit für Menschen im Rollstuhl gegeben ist, weil kein Mensch weiß, was eigentlich Barrierefreiheit heißt. Barrierefreiheit heißt, dass Menschen, die eine Behinderung haben, sich selbstständig ohne fremde Hilfe in der Öffentlichkeit bewegen können.

SOMMERURLAUB BERLIN

In den Sommerferien 2015, es war an einem Freitag, fuhren wir mit dem Intercityexpress (ICE) von Erfurt nach Berlin. Wir haben das ICE-Ticket telefonisch gebucht. Im Hauptbahnhof haben wir uns am Informationsschalter gemeldet. Ich saß im Rollstuhl am Bahnsteig mit meiner Schwester, bis der ICE einfuhr. Als die Bahn einfuhr, gingen wir zum Zugabteil, wo wir einstiegen. Eine Bahnmitarbeiterin in dunkelblauer Uniform fuhr mich mit der Hebebühne mitsamt dem Rollstuhl nach oben, über die Rampe der Hebebühne fuhr sie mich bis zum Rollstuhlplatz. Von Erfurt fuhr ich mit meinem Bruder, meiner Schwester und meiner Mutter bis nach Leipzig, wo wir umstiegen. Meine Schwester schob mich im Rollstuhl über den Bahnsteig bis zum nächsten Gleis. Natürlich nicht zum Gleis 9 ¾ durch die Wand. Wir warteten, bis der nächste ICE einfuhr. Als die Bahn einfuhr, hat mich ein unfreundlicher Bahnmitarbeiter mit der Hebebühne nach oben gefahren, über die Rampe schob er mich bis zum Rollstuhlplatz. Ich war froh, dass der ICE endlich losfuhr. Wir fuhren gemeinsam bis nach Berlin. Wir kamen erst in der Nacht am Hauptbahnhof an. Ich wurde mit der Hebebühne nach unten gefahren, mein Bruder wurde von meiner Mutter im Rollstuhl geschoben und ich von meiner Schwester.

Mein Vater fuhr mit dem grünen Flixbus mit unserem Gepäck im Schlepptau. Wir fuhren nicht wie so oft mit dem Auto, weil der Van in die Werkstatt musste, deswegen sind wir mit den öffentlichen Verkehrsmitteln gefahren. Mit der S7 fuhren wir mitten in der Nacht vom Hauptbahnhof bis zur Station Raoul-Wallenberg-Straße in Marzahn. Von der S-Bahn-Station gingen wir bis zur Alfred-Döblin-Straße, wo meine Schwester wohnte. Als wir bei der Wohnung meiner Schwester ankamen, wartete mein Vater auf uns, der vor uns angekommen war. Meine Eltern zogen mich mit dem Rollstuhl die sechs Treppenstufen bis zum Aufzug, meine Schwester fuhr mit mir gemeinsam in die neunte Etage, aus dem Aufzug schob mich meine Schwester in ihre Wohnung.

Am nächsten Morgen hat mich meine Mutter wie jeden Morgen gewaschen und frisch angezogen. Erst als meine Mutter mit meinem Bruder fertig war, haben wir gemeinsam Frühstück gemacht. Als wir mit dem Frühstück fertig waren, gingen wir von der Wohnung meiner Schwester bis zur S-Bahn-Station Raoul-Wallenberg-Straße. Gut, dass es Sommer war und nicht Winter, wo man viele Kleidungsstücke auf sich werfen muss, darum hat es nicht so lange mit dem Anziehen gedauert. Meine Mutter schob meinen Bruder und mein Vater mich im Rollstuhl. Von der Station Raoul-Wallenberg-Straße fuhren wir mit der S7 bis zur Station Ostkreuz, wo wir umstiegen und mit der S3 bis zur Station Köpenick fuhren. Dort stiegen wir gemeinsam aus und fuhren mit dem Aufzug zum Ausgang nach unten. Von der S-Bahn-Station gingen wir bis zum Burgerbüro, nicht zum Bürgerservice, sondern zum Burgerrestaurant. Als ich ins Restaurant reingeschoben wurde, sah ich die große rote Leuchtreklame mit dem Schriftzug „Burgerbüro". Meine Mutter bestellte uns die Burger, man musste wie beim Arbeitsamt Nummern ziehen, wenn diese Nummer, die auf dem Zettel stand, am Tresen digital an der Anzeigetafel angezeigt wurde, konnte man die Bestellung am Tresen abholen. Mein Vater suchte uns einen Sitzplatz, wo wir beide im Rollstuhl sitzen und die Stühle wegstellen konnten. Das Restaurant sah wie ein amerikanischer Diner aus, der in den Farben Rot und Weiß gehalten war.

Ich hatte passend zum Restaurant ein Shirt mit einem Aufdruck der amerikanischen Flagge an. Meine Mutter schnitt mir den Burger in acht gleichgroße Stücke, damit ich ihn alleine mit der Hand essen konnte. Zum Essen trank ich meine Cola aus der Flasche mit einem Trinkröhrchen, die wir im Rucksack mitnahmen, weil es wenige Lokale gibt, die knickbare Trinkröhrchen anbieten. Nach dem Besuch des Burgerbüros gingen wir zur S3-Station Köpenick und fuhren mit der S-Bahn bis zur Station Ostkreuz. Von dort aus fuhren wir weiter mit der S7 zur Station Raoul-Wallenberg-Straße in Marzahn. An diesem Tag konnte mein Vater nicht mit uns gemeinsam zum Ausflug, weil er am Montag zur Bildungsmaßnahme musste. Er fuhr mit dem Flixbus nach Hause, weil der Van in der Werkstatt zur Reparatur war. Als wir mit dem Frühstück fertig waren, gingen wir von der Wohnung meiner Schwester bis zur S-Bahn-Station Raoul-Wallenberg-Straße. Wir warteten auf dem Bahngleis, bis die S7 am Gleis einfuhr, und stiegen ins Rollstuhlabteil ein. Die Bahntür öffnete sich automatisch, ich musste auf dem Rollstuhlplatz sitzend in meinem Rollstuhl Platz nehmen. Es war sehr heiß an diesem Tag. Als eine Gruppe von spanischsprechenden Touristen in die Bahn einstieg, roch es wunderbar nach Knoblauch. Das hätte sogar einen Vampir vertreiben können. Ein Glück hatten die Fahrgäste die Fenster gekippt. In Deutschland findet man den Geruch nach Knoblauch abstoßend. Die S7 fuhr nicht wie gewohnt bis zum Alexanderplatz, sondern wir mussten schon am Ostbahnhof wegen

Wartungsarbeiten an der Bahnlinie aussteigen. Wir stiegen aus der Bahn aus, den Aufzug mussten wir im Schilderwald suchen, bevor wir ihn fanden. Als Rollstuhlfahrer kann man leider nicht die Treppen nehmen wie ein Fußgänger, zum Glück war der Aufzug nicht außer Betrieb. Das war oft der Fall, weil irgendwelche Jugendlichen, die Langeweile haben, unbedingt die Aufzugknöpfe nicht wie üblich mit den Händen betätigen, sondern mit den Füßen dagegentreten müssen. Diese Jugendlichen, die Aufzüge beschädigen, müssten eine Woche lang im Rollstuhl sitzen, damit sie begreifen, wie wichtig der Aufzug für Menschen mit Behinderung ist, die nicht die Treppenstufen nutzen können. Meine Mutter schob meinen Bruder und meine Schwester schob mich im Rollstuhl bis zum Alexanderplatz. Mit der U8 fuhren wir vom Alexanderplatz bis zur Station Jannowitzbrücke. Dort stiegen wir um und fuhren mit der U3 bis zur Station Warschauer Straße. Wir gingen über die Warschauer Brücke die Spree entlang, im Schatten machten wir eine kurze Pause.

Als wir mit der Pause fertig waren, gingen wir bis zur East Side Gallery, bei dem Freilichtmuseum der Gallery sahen wir ausgestellte Mauerteilstücke, die mit kunstvollen Graffitis besprüht sind, wie das berühmte Graffiti „Bruderkuss" zwischen Breschnew und Honecker. Nach dem Besuch der East Side Gallery fuhren wir mit der U3 von der Station Warschauer Straße bis zur Jannowitzbrücke. Wir stiegen bei der Station aus und gingen bis zum Alexanderplatz. Von der Station Alexanderplatz fuhren wir mit der U5 bis zur Station Brandenburger Tor. Wir gingen von unserer Station bis zum Bundestag, an der langen Schlange stellten wir uns beim Bundestagseingang an, wo wir gescannt wurden, damit wir zur Glaskuppel auf das Gebäude konnten.

Im Rollstuhl schob mich meine Schwester die spiralförmige Rampe hoch, wo ich einen wunderschönen Ausblick aus der lichtdurchfluteten Glaskuppel hatte. Ich sah von dort oben das Brandenburger Tor und die Siegessäule mit der vergoldeten Siegesgöttin Germania. Nach dem Bundestagsbesuch fuhren wir mit der U5 von der Station Brandenburger Tor bis zur Station Alexanderplatz. Wir stiegen aus der gelben U-Bahn aus. Als Rollstuhlfahrer muss ich auf andere Dinge achten als die Fußgänger. Um sich als Rollstuhlfahrer zu orientieren, muss man die Schilder mit Aufzügen beachten, damit man aus der U-Bahn-Station rauskommt. An diesem Tag waren viele Leute mit Rollkoffer unterwegs. Wir standen am Aufzug, bis er unten ankam, ein Glück haben uns die Leute zuerst in den Aufzug reingelassen, bevor sie alle einstiegen, sonst wird sich reingedrängelt mit Rollkoffer. Man kann es ja gut verstehen, dass ältere Leute im Aufzug mit dem Koffer fahren, bei jüngeren Leuten, die gut laufen können, verstehe ich das nicht, wieso sie nicht lieber die Treppen nehmen als den vollgestopften Aufzug, wo es nach verschiedenen Körpergerüchen roch. Ich war froh, als ich aus dem Aufzug rauskam. Wir machten am Brunnen des Alexanderplatzes eine kurze Verschnaufpause. Nach der kurzen Pause gingen wir ins Bahngebäude, wo viele Obdachlose draußen unter freiem Himmel schlafen müssen, weil sie aus irgendwelchen Gründen auf der Straße leben mussten. Im Sommer mag das gut klingen, unter freiem Himmel zu schlafen, die andere Geschichte ist es, im Winter bei frostiger Kälter draußen zu nächtigen, daher gibt es die Obdachlosenheime, wo Obdachlose kostenlos Obdach finden können. Im Bahngebäude nahmen wir den Aufzug zum Bahngleis und warteten, bis die S7 einfuhr. Von der Station Alexanderplatz fuhren wir mit der S-Bahn bis zur Station Raoul-Wallenberg-Straße in Marzahn. Von der Bahnstation gingen wir die Rampe der Unterführung runter, wo es abends stockfinster war und nach Urin roch, weil manche unbedingt hinpissen müssen, die hackedicht sind und die öffentlichen Toiletten nicht mehr finden. Meine Mutter und meine Schwester schoben meinen Bruder und mich im Rollstuhl gemeinsam die sechs Treppenstufen einzeln nach oben bis zum Aufzug. Ich, der als Erster die Treppen hochgeschoben wurde, fuhr mit meiner Schwester im Aufzug in die neunte Etage nach oben. Vom Aufzug aus schob sie mich in ihre Wohnung hinein. Wir machten erst Abendbrot, bevor wir ins Bett gingen, damit wir für den nächsten Tag ausgeschlafen waren.

An diesem Tag wollten wir zum Fernsehturm. Wir stellten uns eine gefühlte Ewigkeit an, als uns ein Sicherheitsmann ansprach, weil er meinen Bruder und mich im Rollstuhl sah. Er sagte, dass wir mit dem Rollstuhl nicht zum Fernsehturm kommen. Dafür hatte der Sicherheitsmann uns eine andere Möglichkeit am Potsdamer Platz geboten. Von der U-Bahn-Station Alexanderplatz fuhren wir mit der U5 bis zur Station Brandenburger Tor. Vom Brandenburger Tor gingen wir bis zum Potsdamer Platz. Als wir dort ankamen, gingen wir zur Kasse, um uns die Tickets für den Panoramablickpunkt zu kaufen. Wir fuhren gemeinsam mit dem Aufzug zum Aussichtspunkt in der 24. Etage. Von dem Panoramablickpunkt sahen wir den Fernsehturm von weitem und den Potsdamer Platz von oben. Nach der Aussicht fuhren wir mit der U2 von der U-Bahn-Station Potsdamer Platz bis zum Alexanderplatz, von dort aus fuhren wir mit der S7 bis zur Station Raoul-Wallenberg-Straße in Marzahn.

Im März 2016 habe ich meine Arbeitskündigung selbst zu Hause am Klapprechner mit Maus und Monitortastatur geschrieben. Auch wenn ich nur vier Stunden verkürzt arbeitete, konnte ich wegen meiner Erkrankung nicht mehr in der Lebenshilfewerkstatt arbeiten. Ich musste mich daran gewöhnen, dass ich zu Hause saß und nicht wie gewohnt in der Werkstatt arbeiten konnte. Für mich war es so eine Gewöhnungssache, nicht mehr arbeiten zu gehen, sondern nur in den vier Wänden zu sitzen, wo man sich Zerstreuung suchen muss, damit einem nicht die Decke auf den Kopf fiel. Ich hatte so meine Zerstreuung mit Social Media, Fitness und Buch schreiben. Ich schrieb schon an meinem Buch, aber ich kam mit dem Schreiben nicht weiter, darum machte ich ein Jahr Pause.

Weil die Physio- und Ergotherapie, die ich zweimal in der Woche machte, leider nicht ausreichend waren, machte ich jeden Tag Fitness. Früh am Morgen begann ich zuerst mit der Hilfe meiner Mutter Dehnungsübungen für Beine und Arme im Bett. Bei der Hüftdehnung, die ich zusätzlich machte, atmete ich in die Rippen ein und aus. Nach dem Frühstück machte ich jeden Tag im Sitzen Dehnungsübungen für den Kopf und Nackenbereich, als Zweites machte ich die Spanungsübung für den Schulter- und Nackenbereich, als Drittes machte ich die Kreiselübung für den Nacken- und Hüftbereich. Mittags, während ich jeden Tag las, machte ich meine Fingerübung selbst, die Trainingsutensilien musste mir jemand in die Hand geben. Mit dem orangen Fingerdehnungsring spreizte ich meine Finger auseinander, mit dem Handdruckball und Handdruckring drückte ich die Hand zusammen. Dreimal in der Woche trainierte ich an der Kabelzugstation mit der Zugstange und dem Anti-

Spastiker-Handschuh, den ich trug, damit die Hände nicht abrutschten. So konnte ich beide Arme mit Hilfe nach unten ziehen. Das Einzige, was ich allein kann, ist die Ruderübung mit der Zugstange. Da ich wegen der Cortison-Behandlung Sodbrennen bekam, musste meine Mutter die Ernährung umstellen und gesünder kochen, damit es magenverträglich wurde. Daher wurde ohne Zwiebel, Knoblauch, Paprika, Zucker und Fett gekocht.

An einem Tag im Mai hatte mein Bruder sehr starke Bauchkrämpfe, sodass er mit dem Krankenwagen ins Helios Klinikum nach Erfurt gebracht wurde. Mein Vater konnte uns nicht fahren, weil er die Oma alleine in Rumänien besuchte. Ein Glück hat uns ein Nachbar nach Erfurt gefahren. In der Notaufnahme mussten wir uns zuerst anmelden, bevor wir angenommen wurden. Meine Mutter musste eine Ewigkeit mit einer Krankenschwester diskutieren, bevor wir im Krankenhaus angenommen wurden. Auf der Dermatologie-Station haben wir für drei Tage ein Zweibettzimmer bekommen, bis mein Vater von meiner Oma aus Rumänien zurückkam. Als er wieder da war, holte er mich aus dem Krankenhaus ab. Meine Mutter blieb noch zwei Tage mit meinem Bruder im Krankenhaus, bis es ihm wieder besser ging.

An einem heißen Sommertag, es war ein Samstag im August 2018, machten wir einen Ausflug mit dem Patenkind Lenny ins Technikmuseum nach Sinsheim. Mit unserem neuen dunkelgrünen Opel Vivaro sind wir von Ilmenau bis nach Sinsheim gefahren. Ich unterhielt mich mit meinem Vater über Fahrradträger, als uns plötzlich durch einen dummen Zufall ein Fahrradträger von der Anhängerkupplung des

Vans auf der Fahrbahn entgegensprang. Mein Vater konnte nicht auf einmal bremsen, weil ein Reisebus hinter uns fuhr. Deshalb konnte er nur den Warnblinker anschalten und den Transporter leicht abbremsen, damit der Bus uns nicht hinten hineinfuhr. Ein Glück konnte mein Vater bremsen, ohne dass der Fahrradträger die Frontstoßstange stark beschädigen konnte oder der Reisebus uns hinten in den Transporter reinfuhr. Trotz des Vorfalls auf der Autobahn sind wir ins Technikmuseum gefahren. Mein Vater setzte mich in den Elektrorollstuhl um. Bis meine Eltern meinen Bruder mit dem Lifter aus dem Transporter in den Pflegerollstuhl umgesetzt hatten, wartete ich.

Als wir beide im Rollstuhl saßen, gingen wir in die Halle 1, wo wir Rennfahrzeuge, Klassiker, Baumaschinen, Landmaschinen sowie Kriegsmaschinen aus dem Dritten Reich und der Sowjetunion in der Ausstellung sahen. Draußen neben der Halle 1 sahen wir Nato- und russische Panzer aus dickem Stahl. Nach der Besichtigung der ersten Ausstellung gingen wir in die Halle 2, wo wir Züge, Motorkutschen, Rennfahrzeuge, Klassiker und Maschinen in der Ausstellung sahen. Zu den Flugzeugen auf dem Dach konnten wir mit den Rollstühlen leider nicht hoch, weil der Feind jeden Rollstuhlfahrers, die gemeinen Treppenstufen, lauerte, die wir nicht überwinden konnten. Im 21. Jahrhundert haben wir so viele Möglichkeiten, um die Umstände für Behinderte in dieser Gesellschaft menschenwürdig zu gestalten. Es kann schneller gehen, als man denkt, eine Erkrankung oder ein Unfall und schwups sitzt man als Pflegefall im Rollstuhl. Als ob das nicht schlimm genug wäre, kann man die selbstverständlichen kleinsten Dinge nicht mehr ohne fremde Hilfe machen, nicht einmal den Arsch abwischen kann man alleine.

Meine Ergotherapeutin Daniela hat mich überzeugt, dass es gut für mich wäre, Bücher zu lesen. Ich habe früher ungern Bücher gelesen, obwohl meine Mutter mir schon früher, als ich noch in die Schule ging, gesagt hat, dass ich lesen sollte. Meine Schwester hat schon als Schulkind sehr gern Bücher gelesen, aber mich konnte meine Mutter leider nicht zum Lesen überzeugen. Mit meiner Lese- und Rechtschreibschwäche wäre es eine gute Übung gewesen, damit ich meine Schwächen zu meinen Stärken machen konnte. Im Januar habe ich meinen Vorsatz für das Jahr 2019 eingelöst, dass ich, so lange ich lebe, Bücher lesen werde, denn wo ein Wille ist, ist auch ein Weg. Ab da an hat mein Verstand zu mir gesagt, es kann nicht so weitergehen wie bis jetzt, du musst unbedingt was aus deinem Leben machen, egal wie schwer es ist.

Ich backte gerne mein Lieblingsgebäck Marmorkuchen, der am leichtesten zu backen war, da er aus Rührteig war. Ich schüttete zuerst zwei Tassen Mehl in die Schüssel mit Backpulver, eine Tasse Öl und vier Eier. Die Backzutaten in der Schüssel rührte ich mit dem Handmixer zu einer flüssigen Teigmasse zusammen. Die Hälfte des hellen Teiges schüttete ich in die gefettete Kastenform, den Rest des hellen Teiges rührte ich im Handmixer mit dem Backkakaopulver zu einer dunklen Teigmasse zusammen und schüttete den Teig in die Kastenform mit der hellen Teigmasse. Die Kastenform legte ich in den Ofen bei 180 Grad zum Backen. Ich nahm den Marmorkuchen, der nach Schokolade roch, mit dem Topflappen aus dem heißen Ofen heraus. Meine Mutter schnitt den Kuchen auf, erst wenn man den Kuchen in Scheiben schnitt, sah man die Marmorierung des Gebäcks. Es ist für mich sehr schlimm, dass ich durch meinen Muskelschwund nicht mehr die Dinge machen kann, die ich früher konnte.

Je eingeschränkter ich wurde, desto unglücklicher wurde ich, bis ich meine erste Depression bekam. Doch ich wollte nicht damit zum Psychologen gehen, um nicht noch eine Handvoll Antidepressiva nehmen zu müssen. Selbst wenn man die Medikamente einnimmt, gehen die Depressionen nicht gleich wie von Zauberhand weg. Bei mir hilft es, wenn ich die depressiven Phasen habe, mich mit Fitness, Lesen, Meditation, Spaziergängen und Filme sehen abzulenken. Erst in schwierigen oder unlösbaren Situationen kommen meine depressiven Phasen. Mein bestes Medikament ist das Lesen von Büchern über Persönlichkeitsentwicklung und Biographie.

PANDEMIE

Ab dem 7. Januar 2020 wurde in den Medien gemeldet, dass im Dezember letzten Jahres das Coronavirus (Covid-19) in China bei Wuhan durch Fledermäuse übertragen wurde. In der Zeitung, die meine Mutter liest, stand, dass es keinen Grund zur Panik gibt und das Virus sowieso nicht nach Europa kommt.

Die Warnung von einem chinesischen Augenarzt, der das neuartige Virus entdeckte, nahm niemand auf der gesamten Welt ernst. Es ist schlimm, dass man die Warnung nicht ernst genommen hat und die Flüge von China in die gesamte Welt weitergingen, bis am 24. Januar in Frankreich das Virus zum ersten Mal in Europa auftrat. Wieso haben sie nicht alle Flüge, die von China kamen und gingen, komplett gestoppt, bis das Virus eingedämmt wurde? Dank Corona mussten alle Menschen 1,50 Meter Abstand halten, eine Nasen-Mund-Schutzmaske in der Öffentlichkeit tragen und sich an die 2G- oder 3G-Regelung in der Öffentlichkeit halten. Das G hat nichts mit Gravitation oder Mobilfunk zu tun, sondern steht für geimpft, genesen, getestet.

In diesem Jahr war es unmöglich, Kinos, Einkaufszentren und Lokale zu besuchen. Durch diese Einschränkung konnten wir nur Spaziergänge unternehmen. Am Samstag sind wir häufig an die Teiche zum Haus am See gegangen, wo wir uns im Biergarten bei sonnigem Wetter unterhielten und tranken. Für uns war es nicht möglich wegen der Pandemie, Urlaub zu machen, deswegen konnten wir nur einen Wochenendausflug in den Zoo nach Leipzig unternehmen. Am 27. Dezember wurden die Risikogruppen im Seniorenheim, die Heimbewohner und das Pflegepersonal als Erstes mit dem Biontech-Impfstoff geimpft. Zu Silvester sahen meine Eltern, mein Bruder und ich den Jahresrückblick im Fernseher. Als kleinen Abendsnack gab es gefüllte Eier, Mini-Burger, Käsespieße mit Weintrauben und Fleischbällchen. Man konnte nur auf dem eigenen Grundstück Feuerwerke zünden, nur auf öffentlichen Plätzen gab es ein bundesweites Feuerwerksverbot, doch trotz des Verbots wurde zu Mitternacht pünktlich um 12 Uhr kräftig ins Neujahr geknallt. Auf das Neujahr haben wir mit alkoholfreiem Sekt angestoßen. Wir sahen uns das laute, bunte Feuerwerk aus der Stadt von der Balkontür aus an.

Ich habe geglaubt, dass es im neuen Jahr 2021 mit dem Coronavirus ein Ende hat. Wenn die gesamten 83 Millionen Bürger der Bundesrepublik Deutschland geimpft werden würden, kann es bis 2022 dauern. Bund und Länder hatten beschlossen, dass die Risikogruppen zuerst geimpft werden sollten, komischerweise gehören Behinderte nicht zur ersten Risikogruppe, obwohl die meisten auch Vorerkrankungen haben. Für die Bevölkerung wurden in vielen Bundesländern Impfzentren bereitgestellt. Auf meine Impfung konnte ich bestimmt lange warten.

Meine Mutter hat am 2. März um 11 Uhr in Ilmenau bei der Impfstelle angerufen und für uns vier am Sonntag, dem 14. März, einen Termin am Stollen in der Alten Schwimmhalle, die als Impfstelle zur Verfügung stand, ausgemacht. Gegen 10 Uhr sind wir mit unserem Transporter zur Impfstelle am Stollen gefahren. Mein Vater setzte mich vom Rollstuhl auf den Beifahrersitz um.

Ich wartete vorne im Transporter, bis mein Bruder im Rollstuhl mit Zurrgurten vorne und hinten an beiden Rädern befestigt wurde, zusätzlich wurde er mit einem Dreipunktgurt angeschnallt. Mein Vater schob mich die Rampe der Impfstelle hoch. Am Empfang nahm ein Mann in hellblauer Bundeswehrdienstuniform unsere Personalien auf. Ich wartete im Warteraum, mit der aufgesetzten Nasenmaske des Beatmungsgeräts und der Nasen-Mund-Schutzmaske, die ich zusätzlich aufhatte.

Eine Frau hat uns die Temperatur gemessen, um 11:10 Uhr wurde ich mit dem schwedisch-britischen AstraZeneca-Impfstoff von einem jungen Arzthelfer im grünen Kittel und mit Nasen-Mundschutz-Maske geimpft. Keine Angst, ich habe nach der Impfung kein Schwedisch gesprochen. Nach dem Impfen mussten wir 15 Minuten warten, erst danach durften wir nach Hause. Nach einigen Stunden habe ich Nebenwirkungssymptome bekommen, ich bekam davon Kopf-, Muskel- und Gliederschmerzen, sonst tat mir die Einstichstelle am linken Arm weh. Erst Tage später, als wir schon geimpft waren, kam in den Nachrichten, dass drei Frauen an den Folgen des AstraZeneca-Impfstoffs an Thrombose gestorben waren. Es wurde gemeldet, dass diese Frauen vor der Impfung die Antibabypille nahmen, bei der Thrombosen zu den häufigen Nebenwirkungen gehören.

Am Sonntag, den 16. Mai, fuhren wir zum zweiten Impftermin um 10:30 Uhr, doch wir standen vor verschlossener Tür der Impfstelle.

Meine Mutter rief die Impfzentrale vor einigen Tagen an, kam aber auch nach mehrmaligen Telefonversuchen nicht durch. Wir erhielten selbst einige Tage vor dem Impftermin keine Kurzmitteilung auf dem Smartphone und keine einzige Mitteilung weit und breit, ob unser Termin verschoben wurde. Da wir den Impftermin nicht wahrnehmen konnten, rief meine Mutter zwei Tage nach unserem eigentlichen Impftermin die Hausärztin an, um einen Termin zu bekommen, damit wir zum zweiten Mal gegen das Coronavirus geimpft werden konnten. Am Mittwoch, dem 26. Mai, gab uns die Hausärztin den telefonischen Bescheid, dass sie uns alle vier am Donnerstag impfen kommt. Die Ärztin kam gegen 17:30 Uhr, um uns mit dem zweiten Impfstoff des deutschen Unternehmens Biontech zu impfen.

Einige Tage nach der Impfung bekam ich gar keine Nebenwirkungssymptome, außer dass mir mein linker Arm an der Einstichstelle wehtat. Am 18. Dezember 2021 bekamen wir die Booster-Impfung von Biontech, ich hoffte, dass es für dieses Jahr mit der Corona-Krise ein Ende nehmen würde und wir zur Normalität zurückkehren könnten.

DANKSAGUNG

Meinen Eltern Hannelore und Johann, bei denen ich noch zu Hause wohne, möchte ich dafür danken, dass sie mich tatkräftig unterstützen. Meinem Bruder Daniel, der an der gleichen Muskelerkrankung, Duchenne Muskeldystrophie, leidet und deshalb wie ich im Rollstuhl sitzt, mochte ich dafür danken, dass er mir einen Grund gibt, an mich zu glauben. Meiner Schwester Karoline möchte ich dafür danken, dass sie mich für das Buchschreiben inspiriert hat, da sie selbst kleine Geschichten schreibt.

Der Fotografin Lisa vom Fotostudio AnLi Fotografie möchte dafür danken, dass sie mich für mein Autoren- und Buchcoverfoto fotografierte. Der leitenden Lektorin Saskia Schymanski möchte ich recht herzlich danken, dass sie mein Manuskript zur Autobiografie „Leben mit Duchenne" wertschätzte und als lesenswert erkannte. Dem Geschäftsführer Matthias Hoffmann von Literareon und seinem gesamten Verlagsteam möchte ich danken für die Verwirklichung meiner eigenen Autobiografie.

SCHLUSSWORT

Ich wohne noch bei meinen Eltern zu Hause, da durch meine Erkrankung die Muskeln schwinden und sie sich verschlimmert. Weil ich pflegebedürftig bin, kann ich kein selbstständiges Leben führen. Um komplett selbstständig zu sein, müsste ich ein wohlhabender Behinderter sein, der vier Sozialassistenten hat, die rund um die Uhr für mich da sein müssten. In meiner Biografie durftet ihr viel über mein Leben erfahren, wie ich mit der Duchenne Muskeldystrophie (DMD) im öffentlichen Leben klarkomme. Auch als pflegebedürftiger Behinderter kann man noch vieles erreichen, wie ein Buch über das eigene Leben mit der Muskelerkrankung zu schreiben. Man muss das Beste aus seinem Leben machen, egal wie schwer eine Erkrankung ist.

Stellt euch einmal vor, wie es ist, mit der Duchenne Muskeldystrophie leben zu müssen!

Die neurologische Erkrankung Duchenne Muskeldystrophie ist eine Genmutation in der DNA, bei der ein Teil des X-Chromosoms im Körper verdoppelt ist. Weil der Gendefekt im Körper kein Dystrophin erzeugt, werden die Muskeln schwach und verlieren an Kraft.

In dieser Autobiografie möchte ich genau erklären, wie es ist, mit der Muskelerkrankung zu leben. Es geht nicht nur um die Erkrankung, sondern auch um meine Erlebnisse.